CONSEILS AUX DEUX SEXES

SUR L'ART DE SE GUÉRIR

DE LA

MALADIE VÉNERIENNE.

CONSEILS AUX DEUX SEXES

SUR L'ART DE SE GUÉRIR

DE LA

MALADIE VÉNÉRIENNE,

Par K. W. ***,

DOCTEUR EN MÉDECINE.

> Tout homme qui professe l'art de guérir et qui fait un secret de sa méthode ou de la composition des remèdes qu'il prépare, est un CHARLATAN.
>
> *Bull. de pharm.*, janv. 1809.

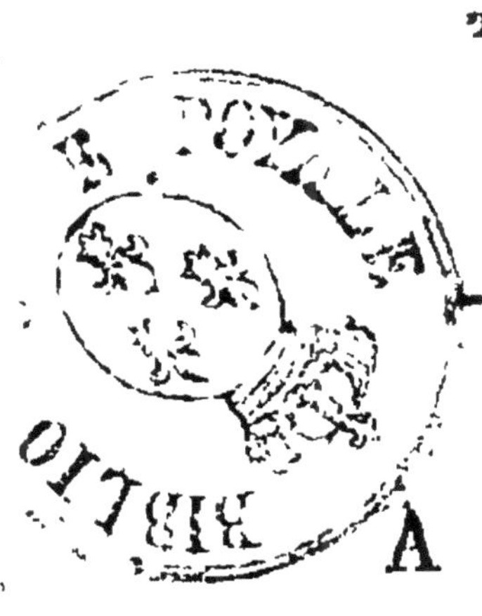

À PARIS,

Chez MOUCELOT, PHARMACIEN ET ÉDITEUR,
QUAI DE LA MÉGISSERIE, N° 50, PRÈS LE PONT NEUF.

1821.

IMPRIMERIE DE DAVID.

AVIS

DE L'ÉDITEUR.

En livrant cet ouvrage à l'impression, je n'ai eu d'autre but que de soustraire mes compatriotes aux progrès de la maladie vénérienne, et de les mettre en garde contre les charlatans vendeurs de remèdes secrets, tous d'autant plus dignes de mépris, que la cupidité est le seul guide de leur conduite.

J. M.

1.

Ayant rempli les formalités exigées par la loi, je poursuivrai devant les tribunaux les débitans d'exemplaires contrefaits.

PRÉFACE.

La maladie vénérienne, si répandue de nos jours, manifeste sa présence par des symptômes si variés, qu'elle laisse dans l'incertitude ceux qui en sont infectées. Il manquait un ouvrage au moyen duquel on pût reconnaître et traiter soi-même cette maladie contagieuse, que l'on a tant d'intérêt à cacher, et d'autant plus redoutable qu'elle affecte indifféremment tous les âges. L'influence que la syphilis négligée exerce sur notre existence, et sur notre prod'un médecin. Afin d'éviter tout embarras et méprise, j'y ai ajouté une explication des termes que je n'ai pu me dispenser d'employer.

Je l'ai, de plus, enrichi d'un formulaire de médicamens que le malade sera libre de faire préparer chez son pharmacien de prédilection. Cependant, je dois avertir qu'il existe des formules difficiles à confectionner, exigeant l'emploi d'ustensiles et de médicamens qui ne se trouvent point dans toutes les pharmacies; de là, nécessité de temps et d'expédiens pour les établir. Mais, afin de prévenir tout retard, et d'ôter toute inquiétude à ce sujet, je les engage à se servir chez M. Moucelot, pharmacien (1), aux soins duquel le public est redevable de l'impression de cet ouvrage.

Si les nombreuses victimes de la syphilis, guidées par mes conseils, cessent de s'adresser aux ignorans médicastres; si, enfin, mes espérances sont réalisées, mon travail alors trouvera sa récompense dans le bien que j'aurai fait.

K. W. ***

____

(1) Quai de la Mégisserie, n° 5o, près le pont Neuf.

DICTIONNAIRE

Des mots peu familiers répandus dans le cours de cet ouvrage.

AINE ; on nomme ainsi le pli ou enfoncement qui sépare le ventre de la cuisse.

AISSELLE ; cavité qui est au-dessous de la jonction du bras avec l'épaule.

AMYGDALES ; ce sont deux corps de la forme d'une amande, situés au fond de la gorge, dans l'écartement que laissent de chaque côté les piliers du voile du palais.

Anti - syphilitique ; on désigne ainsi les médicamens destinés à guérir la maladie vénérienne.

Apoplexie ; maladie caractérisée par la privation de sensibilité et de mouvement.

Bougies ; on entend par ce mot, en médecine , un corps cylindrique flexible destiné à être introduit dans le canal de l'urèthre. Elles sont préparées , soit avec des emplâtres, ou de la gomme élastique.

Bourses ; enveloppes externes des testicules.

Céphalée ; mal de tête violent et opiniâtre.

Clavicule ; os qui s'articule par une de ses extrémités avec le sternum , et par l'autre avec l'omoplate.

Clitoris ; organe situé à la partie supérieure de l'entrée de la vulve chez la femme.

Conjonctive ; membrane muqueuse, qui unit le globe de l'œil aux paupières. C'est le blanc de l'œil.

Cordon spermatique ; sorte de ligament qui s'étend du testicule à l'anneau inguinal.

Cornée ; c'est la partie antérieure du globe de l'œil, qui a la forme d'une calotte, et qui s'unit par sa circonférence au blanc de l'œil.

Dyssenterie ; dévoiement avec coliques.

Épilepsie ; maladie nerveuse, dont les accès consistent dans l'abolition subite des fonctions des sens et de l'entendement, avec des convulsions.

Exfoliation ; séparation par feuilles

ou par lames de la partie cariée d'un os ou d'une partie tendineuse.

Gangrène; extinction de toute action organique d'une partie; elle est le résultat d'une violente inflammation, d'une contusion, de la brûlure, de la congélation, ou d'une cause interne inconnue dans sa nature.

Gland; ou sommet de la verge.

Glande prostate; située au-devant du col de la vessie, entourant la première portion de l'urèthre. Elle a la forme d'un cœur et la grosseur d'une châtaigne.

Glandes lymphatiques; on a donné ce nom à certains organes d'une structure molle et globuleuse, placés aux aisselles, aines, etc.

Hémorrhagie; on donne ce nom à

toute effusion considérable de sang.

Hémorrhoïdes ; on appélle ainsi, tantôt une effusion de sang formée par les veines hémorrhoïdales, tantôt une tumeur formée à la marge de l'anus ou dans l'intérieur du rectum, par la dilatation de ces mêmes veines.

Hydropisie ; nom que l'on donne à tout amas d'eau formé dans une partie quelconque du corps.

Hystérie ; maladie caractérisée par les spasmes de la matrice.

Infection ; introduction d'un virus dans l'économie animale.

Inflammation ; maladie caractérisée par la douleur, la chaleur, la rougeur et la tuméfaction des parties où elle a son siége.

Inflammatoire ; qui a les caractères de l'inflammation.

2.

LÈVRES ; on désigne aussi par ce nom les prolongemens du tissu cellulaire, qui forment les bords de la vulve chez la femme.

LOMBES ; régions de l'abdomen situées sur les côtés de la région ombilicale, l'une à droite l'autre à gauche.

MEMBRANES MUQUEUSES ; déployées sur toute la surface intérieure de tous les organes creux, et qui communiquent à l'extérieur par les diverses ouvertures dont la peau est percée. Tels sont le nez, les yeux, la bouche, les mamelons et les parties génitales ; elles se font remarquer, le plus souvent, par une couleur brune ou rosée.

MÉNINGES ; membranes qui servent d'enveloppe au cerveau.

MENSTRUATION ; écoulement des règles chez les femmes.

MÉTASTASE ; changement d'une maladie en une autre, par le transport
de la matière morbifique dans un
lieu qu'elle n'occupait pas d'abord.

MIASMES ; exhalaisons malfaisantes qui
émanent du corps des malades ou
des substances animales en putré-
faction.

NYMPHES ; sont deux replis de la peau
qui forment les bords de la vulve
de la femme.

OMBILIC ; enfoncement que l'on remarque à la partie moyenne du ventre, et qui résulte de la cicatrisation
du cordon ombilical.

OPHTALMIE ; inflammation de l'œil.

ORGANES ; partie de l'animal destinées
à exécuter quelques fonctions.

PÉRICRANE ; on nomme ainsi le périoste qui revêt toute la surface ex-

terne du crâne, et lui forme une enveloppe membraneuse d'une seule pièce.

Périnée ; espace qui est entre l'anus et les parties génitales.

Période ; degré d'une maladie.

Périoste ; membrane fibreuse qui forme une enveloppe aux os.

Péroné ; os de la jambe.

Pharinx ; cavité que forme l'orifice supérieur de l'œsophage dans le fond de la gorge.

Plumaceau ; assemblage de filamens de charpie d'une certaine épaisseur, auquel on donne une forme arrondie, et qu'on applique sur les plaies et ulcères.

Prépuce ; prolongement de la peau qui recouvre le gland.

Pus ; désigne tout liquide produit par

la secrétion, connue sous le nom de suppuration.

RECTUM; dernière portion du canal intestinal, et qui s'ouvre à l'anus.

RÉSOLUTION; action par laquelle une affection quelconque se résout et se dissipe peu à peu sans accidens.

SCARIFICATION; petite incision faite à la peau avec une lancette ou un bistouri.

SCROTUM ; enveloppe cutanée extérieure, commune aux deux testicules.

SISTÈME; on entend par ce mot l'ensemble de tous les organes.

SONDES; ce sont des instrumens de chirurgie, en argent ou en gomme élastique, destinés à être introduits dans le canal de l'urèthre pour sonder la vessie. Elles diffèrent des bougies parce qu'elles sont creuses.

STATIONNAIRE; état d'une maladie qui ne fait aucun progrès.

STERNUM; os de la poitrine.

SYMPTÔMES; sont les signes perceptibles aux sens qui caractérisent les maladies.

TÉTANOS; maladie convulsive.

TIBIA; os de la jambe.

TOPIQUES; nom donné aux médicamens que l'on applique à l'extérieur du corps.

TUMEUR; éminence circonscrite d'une grosseur quelconque.

URÈTHRE; canal servant à l'excrétion des urines; il commence au col de la vessie, et se termine au gland chez l'homme. Il est moins long, plus large, et très-adhérent au vagin chez la femme.

VÉNÉRIEN; qui est attaqué de la syphilis, ou maladie vénérienne.

VENTOUSES SCARIFIÉES; on appelle ainsi une petite cloche de verre dont l'air est raréfié, et que l'on applique sur une partie où l'on a fait des scarifications.

VIRUS; principe inconnu dans sa nature, susceptible de transmettre la maladie qui l'a produit.

VULVE; ouverture extérieure des parties génitales de la femme.

FIN.

CONSEILS AUX DEUX SEXES

SUR L'ART DE SE GUÉRIR

DE LA

MALADIE VÉNÉRIENNE.

DE LA SYPHILIS.

LA maladie vénérienne (syphilis), dont l'apparition en Europe date du quinzième siècle, est ou originaire d'Amérique, ou une dégénérescence de la lèpre, selon l'opinion des auteurs que l'on voudra adopter. Elle est contagieuse par contact, c'est-à-dire, que l'on ne peut en être atteint sans avoir eu des rapports directs avec une personne infectée. La cohabitation

5

n'est pas le seul cas à redouter : les baisers appliqués sur les yeux, la bouche et les mamelons des seins peuvent aussi communiquer la syphilis, et donner naissance à des symptômes primitifs ou consécutifs, selon la disposition du sujet. Si ces mêmes symptômes sont bien traités, la santé n'en souffre aucune atteinte ; mais, si le traitement est suspendu à la première disparition des symptômes, et avant l'entière destruction du virus, la maladie ne tarde point à reprendre sa première intensité ; il arrive aussi qu'elle reste stationnaire, c'est-à-dire, sans aucun progrès qui puisse déceler sa présence ; sécurité funeste ! qui nous expose à des regrets tardifs, puisqu'elle régénère la syphilis constitutionnelle sous l'influence de laquelle le malade peut engendrer des enfans écrouelleux , rachitiques , etc. , dont l'existence se prolonge rarement au-delà de la première dentition , ou qui traînent une vie languissante, qui accuse sans cesse les auteurs de leurs jours. C'est encore elle qui, à l'époque du retour chez les femmes, rend si orageux ces momens critiques, en aggravant les dangers de cette période de la vie.

Un vénérien attaqué d'une syphilis stationnaire peut, innocemment, communiquer la maladie à une personne saine, tandis qu'une autre dans le même cas n'aura rien ; bizarrerie singulière, qui, trompant notre perspicacité, met la définition de cette maladie si bien d'accord avec les théories de la médecine actuelle.

La maladie vénérienne atteint tous les âges; l'enfant dans le sein de sa mère peut en être affecté par l'acte qui l'a conçu ou autres subséquens, et qui seraient suivis d'écoulemens, de chancres ou d'excroissances aux parties génitales, qui persisteraient jusqu'à l'époque de l'accouchement. Dans ce dernier cas, l'infection daterait du passage de l'enfant sur ces parties ; mais si, dans le dernier mois de grossesse, la mère se trouvait infectée à la suite de baisers donnés par un vénérien, l'enfant naîtra sain, parce que le virus n'aura pas eu le temps d'envahir tout le système.

L'enfant né de parens sains n'est point à l'abri des atteintes de la syphilis ; la lactation par une nourrice infectée, les baisers prodigués trop fréquemment à cet âge, dont la peau tendre encore est susceptible de la moindre impression, sont autant de chances à redouter.

(29)

Quelles que soient les époques de la vie, les femmes se soumettront aux traitemens que nous avons prescrits dans le cours de l'ouvrage ; le premier mois de grossesse, la menstruation orageuse, ou des complications que nous ne pouvons détailler, font seuls exception à cette règle générale.

Nous observerons enfin que la température influe sur l'action des médicamens anti-syphilitiques ; l'extrême chaleur comme l'extrême froid sont autant de motifs pour en suspendre ou retarder l'usage ; cependant, les personnes qui, l'hiver, peuvent rester dans des appartemens chauds, et celles qui, en été, ne sont point sujètes à des travaux pénibles, n'auront aucun égard à cette observation, en suivant du reste nos conseils avec exactitude.

3.

CLASSIFICATION

DE LA MALADIE VÉNÉRIENNE.

Pour faciliter aux malades le traitement de la syphilis, nous la diviserons en deux classes.

La première comprendra la *syphilis récente*, communiquée par un coït qui sera suivi des symptômes que nous qualifierons de primitifs, parce qu'ils arrivent dans le premier temps de l'infection ; ils affectent toujours la partie où le virus a été appliqué et absorbé. Ainsi, la gonorrhée, les chancres, les pustules humides, et les bubons, sont des symptômes primitifs, toutes les fois qu'ils paraissent dans le premier mois qui suit l'acte qui les a produits.

La seconde classe traitera de la *sy-philis ancienne*, appelée aussi *confir-mée* ou *constitutionnelle*. Elle est ca-ractérisée par des symptômes que nous nommerons consécutifs, parce qu'ils ne paraissent que dans le second mois après l'infection, et que plus souvent ils sont le résultat de symptômes pri-mitifs négligés ou mal soignés. Alors le temps de leur apparition est indé-terminé; ce sont les bubons, les ul-cères de la gorge, de la bouche et du nez, etc.; les pustules, les végétations et les douleurs ostéocopes (1).

____

(1) Voyez la description de la *syphilis ancienne*.

DESCRIPTION

DES SYMPTOMES PRIMITIFS

Qui caractérisent la maladie vénérienne récente.

DE LA GONORRHÉE,

OU BLENNORRHAGIE,

Vulgairement chaude-pisse, chez l'homme.

CETTE maladie se manifeste par un écoulement muqueux, opaque, verdâtre, puriforme, sortant du canal de l'urèthre ; l'émission des urines est alors accompagnée d'un sentiment de chaleur et de cuisson plus ou moins vif. Presque toujours elle reconnaît pour cause le coït avec une personne infectée ; cependant, la cohabitation avec une personne saine pendant la menstruation, ou l'écoulement des fleurs blanches, en général les excès, peuvent aussi la produire ; mais elle n'est vénérienne que dans le premier cas.

L'écoulement ne paraît pas chez tous les sujets à la même époque, il éprouve des retards qui se prolongent quelquefois jusqu'au vingtième jour. La marche de la maladie et sa guérison ne peuvent pas être mieux déterminées, puisqu'elles dépendent autant de l'exactitude du régime que de la sensibilité du malade.

La blennorrhagie varie en intensité ; quelquefois elle est si bénigne, que le sujet ne s'en aperçoit que par les traces de l'écoulement marquées sur le linge. Le plus ordinairement, le malade éprouve, à l'extrémité de la verge, une chaleur ou titillation qui se change en cuisson lorsqu'il rend ses urines ; bientôt un léger écoulement, séreux et limpide, annonce l'accroissement des douleurs, et cause de fréquentes érections, dont la chaleur du lit augmente le renouvellement ainsi que la durée. Enfin, l'écoulement devient plus abondant, et se colore en jaune verdâtre, les douleurs diminuent, l'inflammation disparaît, mais l'écoulement persiste, et réclame impérieusement le traitement anti-syphilitique.

Nous voyons quelquefois des symptômes plus graves accompagner le début de la gonorrhée. Dans ce cas,

l'inflammation embrasse toute la partie depuis l'extrémité de la verge jusqu'au col de la vessie; il en résulte
une douleur très-vive., qui rend l'é-
mission des urines plus difficile, et
accompagnée de quelques gouttes
de saug. Les érections involontaires
deviennent insupportables par la cour-
bure de la verge, etc.; enfin, les cordons spermatiques, les testicules, les
aines et les lombes éprouvent de douloureuses sensations qui caractérisent
la blennorrhagie virulente, vulgairement chaude-pisse cordée.

TRAITEMENT.

Nous conseillons au malade, aussitôt qu'il s'apercevra des premiers
symptômes que nous venons de décrire, qu'ils soient vénériens ou non,
de diminuer sa nourriture, de se met-

tre à l'usage d'alimens sains, légers, sans âcreté, par conséquent, d'éviter la charcuterie, ragoûts, salades, fromages forts, café et liqueurs. Il modérera ses exercices, abrégera ses courses, et placera un suspensoir (n° 22) pendant le jour seulement. En même temps il boira, toutes les vingt-quatre heures, une pinte à une pinte et demie de tisane à son choix, sous les (n°ˢ 23, 24 et 25) du formulaire, mais il accordera toujours la préférence à la poudre rafraîchissante (n° 19), fondue dans l'eau; il prendra des bains (n° 1) tous les jours, s'il lui est possible; à leur défaut, des bains de verge matin et soir, pendant une demi-heure, dans la décoction chaude de racine de guimauve ou de graine de lin. Si la maladie est cordée, il est urgent d'employer les moyens qui peu-

vent faire cesser cet état fâcheux , ainsi
nous recommandons le repos, la diète,
les bains (n° 1) , les lavemens de graine
de lin ou de racine de guimauve avec
une tête de pavot , les tisanes tièdes
sous les (n°s 23, 24 et 25) du formulaire , mieux encore la poudre rafraîchissante (n° 19), fondue dans l'eau
chaude ; les cataplasmes de farine de
graine de lin sur la verge et le périnée , concurremment avec l'application d'une douzaine de sangsues sur
la partie du périnée voisine de l'anus.
Telle est la base du premier traitement,
qui soulage d'autant plus promptement
le malade , qu'il est plus exactement
suivi.

Il arrive encore très-souvent des ré-
tentions d'urines qui peuvent devenir
dangereuses par la quantité de liquide
que l'on boit. Dans ce cas, il convient

de supprimer les tisanes , de prendre
des bains (n° 1), et d'étancher sa soif
en mettant dans sa bouche un morceau d'orange, de citron, ou de gelée
de groseille, et de continuer ainsi jusqu'à ce que les urines aient pris leur
cours. Cependant, si elles tardaient
trop, il faudrait s'adresser au médecin
pour s'assurer si l'inflammation de la
glande prostate n'en serait point la
cause. Alors les bougies, les sondes
(n° 2), et les frictions mercurielles
locales , viendraient nécessairement
à l'appui du traitement. Il convient
d'insister sur les moyens précédem-
ment décrits, jusqu'à ce que l'inflammation et les douleurs soient dissi-
pées, et que l'émission des urines
s'effectue avec plus de facilité.

Nous venons d'indiquer les plus
sages précautions pour calmer la

période inflammatoire de la gonorrhée, maintenant nous avons un autre but à atteindre, c'est de détruire
le virus vénérien avant qu'il ait eu le
temps de se répandre dans toute l'é-
conomie ; en conséquence, le malade
prendra tous les jours les pilules dépuratives (n° 14), comme elles sont
prescrites dans le formulaire, le matin à jeun, et le soir en se couchant,
ou une heure avant de manger s'il
soupe ; il boira par-dessus un verre
de sa tisane, ou de poudre rafraîchissante (n° 19). Dans le cours de la
journée, quelques verres de sa boisson
seconderont très-bien l'effet de ces
médicamens, continués sans interruption pendant douze jours, si la maladie a été bénigne, et vingt jours si
elle a été virulente ou cordée. En
même temps, il se remettra à ses tra-

vaux ordinaires, ayant soin d'éviter les trop grandes fatigues et les efforts qui peuvent occasionner la métastase de l'écoulement sur les testicules (1).

DE LA BLENNORRHÉE.

Si malgré le traitement que nous avons indiqué l'écoulement persiste, il prend le nom de *blennorrhée*. Dans cet état, il n'est plus vénérien ni contagieux, mais il laisse le malade dans l'inquiétude, et sous l'influence du moindre excès. Il est donc prudent de ne point abandonner cet écoulement à la nature, et d'en déterminer la guérison par le traitement suivant.

(1) *Voyez* testicule vénérien.

TRAITEMENT.

Le malade se purgera avec les pilules de Beloste, à la dose de deux le soir en se couchant, et quatre le lendemain matin, pendant quatre jours de suite ; il continuera l'usage de la poudre rafraîchissante (n° 19), ou de sa tisane, à la dose de quatre verres par jour, dose qui sera la même jusqu'à la guérison parfaite. Après les pilules de Beloste, on commencera à prendre les pilules américaines (n° 12) du formulaire, ou la potion (n° 15). Si au bout du temps désigné l'écoulement n'était pas terminé, il faudrait faire les injections astringentes telles qu'elles sont prescrites au (n° 10).

A cette période, les alimens seront restaurans, le vin aura la préférence, mais le café et les liqueurs sont spécialement défendus. Les bains chauds sont proscrits et les bains froids recommandés.

~~~~~~~~~~~~~~~~

Observation. La gonorrhée cède toujours à ces moyens, lorsque le malade n'en a pas dérangé le cours par ses imprudences ou sa négligence. Cependant, il s'en trouve de rebelles, qui reconnaissent pour cause un obstacle au col de la vessie, occasionné par le gonflement de la prostate. Il convient de tout abandonner pour faire usage de bougies en gomme élastique, comme il est détaillé au (n° 2) du formulaire. Lorsque le canal a repris son diamètre ordinaire, la blennorrhée cesse d'elle-même, ou à l'usage des pilules américaines (n° 12), et des injections (n° 10). Si elle résiste, il ne reste plus qu'un seul moyen, ce sont
~~~~~~~~~~~~~~~~

les vésicatoires au périnée , vis-à-vis le point où était l'obstacle. Pour ces derniers traitemens , il est prudent d'avoir un médecin instruit pour guide. Je me suis hasardé à les tracer, afin de faire connaître au malade les soins qu'exigent sa position.

Nous venons de donner la description de la blennorrhagie , et les détails de son traitement, jusqu'à la guérison parfaite , lorsque la maladie suit une marche régulière ; mais il se présente quelquefois des accidens qui entravent sa marche et réclament une attention particulière.

Pour obtenir la guérison de la gonorrhée négligée, ou dont le traitement n'aurait point été suivi avec méthode , le malade commencera par les pilules dépuratives , la poudre rafraîchissante , etc.

TESTICULE VÉNÉRIEN,

OU CHAUDE-PISSE TOMBÉE DANS LES BOURSES.

Tout ce qui tend à opérer la suppression entière de l'écoulement avant que la maladie soit arrivée à sa période, peut occasionner le gonflement inflammatoire plus souvent du testicule gauche, quelquefois du testicule droit, et successivement des deux. Il surpasse en peu de temps trois ou quatre fois son volume en grosseur. Les douleurs qui s'ensuivent sont très-vives, accompagnées de pesanteur aux lombes, et de tiraillemens du cordon spermatique correspondant au testicule engorgé. Voici les causes qui peuvent déterminer cet accident : un mauvais traitement, tel que les forts purgatifs (drogues débitées par les herboristes et les charlatans), les injections astringentes, les bains froids dans les premières périodes, l'exposition subite à une température froide et humide, un suspensoir mal fait, la danse, l'escrime, les longues marches, tous les excès violens, la masturbation et les femmes. En évitant ces diverses causes on préviendra cette funeste maladie.

TRAITEMENT.

Aussitôt que le malade s'apercevra de son état, il abandonnera l'usage des injections, des purgatifs, etc., qui auraient occasionné cet accident. Il suspendra aussi toute. préparation mercurielle, et appliquera sur le testicule des cataplasmes de farine de graine de lin, arrosés avec quinze ou

vingt gouttes de laudanum, et renou-
velés toutes les deux ou trois heures,
s'il est possible ; il boira de préférence
la poudre rafraîchissante (nos 19), fondue dans l'eau tiède, ou une tisane
d'orge ou de graine de lin nitrée (nº 23,
24 et 25); il prendra tous les jours un
bain ou deux demi-bains (nos 1), et
gardera le lit. Une saignée au bras si
le sujet est sanguin, ou bien six sangsues à la partie interne supérieure de
la cuisse du côté malade ; les lavemens
et la diète lui sont également recommandés. Lorsque la sensibilité et l'inflammation seront diminuées, on se
mettra à l'usage des pilules savonneuses simples, à la dose de deux, matin
et soir ; on appliquera des cataplasmes
ou de farine de graine de lin, arrosée
d'extrait de saturne, ou de boue de
meule de coutelier, délayée dans du

vinaigre. Afin de hâter le retour de l'écoulement, d'où dépend la guérison du testicule , on placera en même temps des cataplasmes chauds de farine de graine de lin autour de la verge. La diminution du testicule n'aura pas plutôt permis au malade de se lever, qu'il ajustera un suspensoir (n° 22), devenu indispensable jusqu'à la guérison parfaite. Les pilules dépuratives (n° 14), la poudre rafraîchissante (n° 19), les pilules américaines (n° 12), seront continuées comme nous l'avons décrit au traitement de la blennorrhée.

Nous observerons encore au malade que souvent il subsiste une induration attenant au testicule, qui exige des années même pour disparaître, et peut exister toute la vie sans inconvénient. L'inflammation du testicule, lorsqu'elle n'est pas soignée, est sus-

ceptible de se terminer par la suppuration, cas extrêmement grave, qui
réclame les soins du médecin, mais
contre lequel les secours de l'art sont
souvent sans succès, ce qui rend la
perte du testicule inévitable.

OPHTALMIE GONORRHÉIQUE.

Lorsque l'écoulement se supprime
sans avoir parcouru toutes ses périodes d'une manière régulière, l'inflammation peut se porter aussi sur
la conjonctive de l'œil, qui s'engorge,
tant à la face interne des paupières
que sur le globe, où elle forme un
bourrelet autour de la cornée. L'impression de la lumière reste insup-
portable, et l'humeur qui secrète
devient âcre, plus visqueuse, et jaune-

verdâtre , comme l'écoulement lui-
même ; bientôt la conjonctive se gon-
fle, cause une désorganisation qui obs-
curcit la transparence de la cornée,
et laisse échapper les humeurs de l'œil,
perdu pour toujours, terminaison funeste que les soins les plus assidus ne
peuvent prévenir.

Quelquefois cependant les symptômes se succèdent moins rapidement,
et donnent un plus grand espoir de
guérison,

TRAITEMENT.

Le traitement doit être suivi par
un médecin exercé. En voici l'aperçu :
entretenir l'œil propre au moyen des
lotions émollientes préparées avec
une infusion de fleur de mauve ou de
guimauve; faire usage de tisanes d'orge
ou de chiendent nitrées (nos 23, 24 et
25), ou mieux la poudre rafraîchis-

sante (n° 19), fondue dans l'eau chaude ; les bains de pieds, les saignées,
la scarification de la conjonctive, les
cataplasmes émolliens arrosés de quelques gouttes de laudanum, de légers
purgatifs, etc. Si l'écoulement ne reparaît point, tremper une bougie dans
l'humeur qui suinte de la conjonctive,
et l'introduire de suite dans le canal
de l'urèthre, appliquer sans aucun retard un vésicatoire à la nuque, et continuer le traitement par les pilules dépuratives (n° 14), les pilules américaines (n° 12), tel que nous l'avons
prescrit à l'article *Blennorrhée*.

Nous observerons que l'ophtalmie
gonorrhéique est heureusement beaucoup plus rare que le testicule vénérien, quoique l'une et l'autre de ces
affections soient occasionnées par les
mêmes causes.

(51)

BLENNORRHAGIE DU GLAND.

Écoulement muqueux qui a lieu à la surface interne du prépuce et externe du gland, tant qu'il existe de l'inflammation, mais qui se fixe à la base du prépuce, au point de réunion avec le gland lorsqu'elle vient à cesser. Elle reconnaît pour cause le coït et le défaut de propreté.

TRAITEMENT.

La poudre rafraîchissante (n° 19), fondue dans l'eau, des bains de verge trois fois par jour dans la décoction d'eau chaude de racine de guimauve, seulement s'il y a de l'inflammation, et dans l'eau froide si elle est passée. Ensuite l'on prendra les pilules dépuratives (n° 14) matin et soir, pendant douze jours, si la maladie est récente,

et vingt jours si elle est ancienne,
toujours avec la poudre rafraîchissante; ensuite on baignera la verge deux
fois par jour., l'espace d'une demi-
heure, dans de l'eau préparée avec
demi-once d'extrait de saturne par
pinte, et continuer jusqu'à la guérison.

BLENNORRHAGIE

*Vulgairement chaude-pisse chez la
femme.*

Cette maladie ne réside point dans
le canal de l'urèthre, comme chez
l'homme; mais elle se manifeste dans
le vagin, par un écoulement muqueux,
puriforme, qui occasionne une cuisson
incommode, augmentée par l'émission des urines; l'inflammation quel-

quefois est telle, que les malades
éprouvent de la difficulté à marcher
et à s'asseoir.

TRAITEMENT.

La méthode curative qui convient
à cet écoulement est on ne peut plus
simple : les tisanes d'orge, de chiendent, ou de graine de lin nitrées (n°ˢ 23,
24 et 25), et de préférence la poudre
rafraîchissante (n° 19), fondue dans
l'eau tiède ; des bains (n° 1) tous les
jours, et le repos. On fera aussi très-
souvent dans la journée des lotions et
injections avec le lait, la décoction de
graine de lin, de racine de guimauve,
et elles seront employées tièdes en
hiver et froides en été.

L'inflammation dissipée, et le calme
rétabli, on administrera aussitôt un
purgatif (n° 16), dont l'usage n'a pas

5.

le même inconvénient qui l'a fait rejeter à cette même période chez l'homme. Ensuite, on se mettra à l'usage des pilules dépuratives (n° 14), matin et soir, comme elles sont prescrites dans le formulaire, avec la poudre rafraîchissante chaque fois. Après le traitement, qui aura dû être continué douze ou vingt jours, selon l'ancienneté de la maladie, l'on aura recours aux injections astringentes (n° 10).

Observation. L'on ne réussit pas toujours à guérir l'écoulement chez les femmes; il ne faut en attribuer la cause qu'à la menstruation, qui rappelle tous les mois les forces vitales vers l'organe, siége de la maladie, et y entretient une irritation qui s'oppose à la guérison. Mais, ce qui doit tranquilliser la malade, c'est que son écoulement, qui prend alors le nom de *leucorrhée*, ou *fleurs blanches*, n'est plus vénérien ni contagieux. Cependant, il peut l'être dans certains cas, surtout si la personne est échauffée, etc. L'écoulement acquiert de l'âcreté, et peut déterminer une blennorrhagie non-vénérienne, dont la guérison exige le même traitement que nous avons décrit plus haut.

Avis. On n'accorde généralement pas assez d'attention à la gonorrhée; les accidens fâcheux que nous avons exactement décrits devraient dessiller les yeux, et proscrire tous ces traitemens expéditifs, prêchés par esprit de système, employés par les charlatans, et adoptés avec trop d'avidité

par le public , qui ne se lasse jamais
d'être victime.

<center>~~~~~~~~~~</center>

CHANCRES VÉNÉRIENS PRIMITIFS

CHEZ LES DEUX SEXES.

Les chancres sont des ulcères de
différentes largeurs et profondeurs ,
affectant, chez l'homme , le gland , le
prépuce , la peau de la verge et des
bourses , le pourtour de l'anus , et la
bouche; chez la femme, la face interne
des grandes lèvres , toute l'étendue
des petites , jusques et compris l'entrée du vagin , les mamelons et la
bouche, si le virus y est immédiatement appliqué ; leur présence , signe
certain d'infection , se manifeste souvent au bout de quelques semaines ,

mais le terme ordinaire de leur déve-
loppement est du troisième au sixième
jour. Nous allons décrire, le plus succinctement possible , les symptômes
qui les caractérisent.

Une démangeaison incommode est
le précurseur d'un petit bouton rougeâtre qui blanchit bientôt , et laisse
échapper un liquide jaune - clair et
très-âcre ; bientôt le centre se creuse,
devient blanc , tandis que les bords ,
conservant un aspect rouge-pâle, restent durs et engorgés ; l'humeur qui
en découle change aussi de nature ,
elle s'épaissit, acquiert de la viscosité,
et ressemble à un véritable pus.

Les chancres affectent diverses for-
mes ; tantôt ils présentent une super-
ficie variée en étendue, et restent stationnaires ; tantôt ils gagnent en pro-
fondeur et en largeur, rongeant cha-

que jour les parties saines, soit dans toute leur circonférence, soit d'un seul côté. Les seuls chancres du gland offrent quelquefois des différences qu'il est bon d'observer; ils ont une surface granuleuse, et couverte d'inégalités; leurs bords ne sont ni durs ni engorgés, mais, dans ce cas, ils sont mous, et découpés irrégulièrement.

Une remarque importante est la distinction en chancres indolens, peu enflammés, ne causant que de légères douleurs, et en chancres inflammatoires très-douloureux; ce sont ces derniers qui causent les phimosis et paraphimosis. *Voyez* ces mots, pages 64 et 70.

Aidés de ce qui précède, nous allons faire comprendre comment les chancres négligés ou mal traités peuvent entraîner l'infection générale : en effet, puisque l'humeur secrétée, immédiatement appliquée, communique la vérole à un autre individu, à bien plus forte raison doit-elle exercer sa propriété contagieuse sur le malade lui-même, puisqu'elle séjourne habituellement sur les bords de la partie ulcérée, où les vaisseaux inhalans aboutissent en grand nombre. D'après ce raisonnement, puisqu'il ne peut y avoir de chancres sans commencement d'infection, il est donc dangereux de les cautériser dans les premiers jours de leur apparition: 1° parce que cette cautérisation ne détruit pas l'infection, mais seulement l'ulcère ; 2° parce qu'elle est très-souvent suivie de bubons aux glandes voisines ; 3° parce que la cicatrice prompte qui en résulte laisse le malade dans une sécurité qui le dissuade de prévenir, par un traitement convenable, l'infection, dont il a tant à redouter les suites.

TRAITEMENT.

Les chancres, même les plus benins, sont toujours un peu inflammatoires à leur apparition. Si l'on commence le traitement aussitôt, on appliquera de la charpie fine, trempée dans la décoction de racine de guimauve ou de graine de lin, le tout recouvert de cérat. Quelques jours suffisent pour les rendre stationnaires ou indolens. Il faut alors cesser toute application émolliente, et les stimuler, soit avec un mélange d'onguent napolitain et de cérat, à partie égale, soit avec de la charpie imbibée d'eau phagédénique ou de solution mercurielle opiacée (n° 5); renouvelé matin et soir. Pour traitement interne, les tisanes (n°⁵ 23, 24 et 25), de préférence la poudre rafraîchissante (n° 19), avec deux pilules anti-syphilitiques (n° 13), matin et soir, continuées jusqu'à la guérison parfaite, qui s'opère promptement. Si cependant les chancres résistaient à l'action de ces médicamens, ce qu'on reconnaîtrait au peu de rougeur de leurs bords, et à leur état stationnaire opiniâtre, il faudrait alors les panser matin et soir, avec la charpie couverte d'onguent mercuriel, d'onguent brun, de miel Ægyptiac ou d'eau stiptique (n° 6). Dès qu'ils sont ramenés à l'état d'ulcères simples, ce que l'on reconnaît à leur couleur rouge vif, on cesse ces applications, pour les panser simplement avec du cérat, jusqu'à leur entière guérison.

Les chancres inflammatoires exigent
le traitement que nous allons tracer.
Dès l'instant qu'ils paraissent, il convient de cesser tout usage de préparations mercurielles, pour prendre le
régime adoucissant; ainsi, le repos e
la diète sont recommandés, concurremment avec la poudre rafraîchissante (n° 19), ou les tisanes d'orge.
chiendent ou graine de lin (n°ˢ 23, 24
et 25) ; les bains entiers ou ceux de
la partie malade, dans la décoction
chaude de racine de guimauve et de
têtes de pavots, pendant une heure, et
répétés le plus souvent possible. Après
les bains, on pansera avec de la charpie trempée dans de la décoction de
guimauve, et recouverte de cérat.
Lorsque l'inflammation est apaisée,
ce qu'on reconnaît au peu de rougeur
de la plaie et des environs, ainsi qu'à

la disparition des douleurs, il faut se soumettre au traitement anti-syphilitique, qui n'eût fait que de les aggraver si on l'eût commencé plutôt. Ainsi, le malade prendra, matin et soir, deux pilules anti-syphilitiques (n° 13), il boira, dans la journée, quatre verres de tisane (n°ˢ 23, 24 et 25), ou de poudre rafraîchissante; il continuera les bains adoucissans, et appliquera ensuite de la charpie, couverte d'un mélange, à partie égale, d'onguent napolitain et de cérat. Si, malgré ces médicamens, les chancres continuent à exercer leur ravage, à ronger et s'étendre, etc., comme ils dépendent plus d'un état particulier au malade, que de l'âcreté du virus syphilitique, il faut avoir recours à un médecin instruit, qui prescrira soit les purgatifs, les amers, les calmans,

soit les vésicatoires ou autres topiques.

* * *

DU PHIMOSIS.

Le phimosis est un étranglement
du prépuce, au-devant de l'extrémité
de la verge, et qui s'oppose à ce que ce
repli membraneux puisse être reporté
derrière la couronne du gland.

Il reconnaît pour cause la présence
des chancres inflammatoires du prépuce ou du gland, lesquels déter-
minent le gonflement de l'un ou de
l'autre de ces organes, ou des deux
en même temps.

Nous distinguerons deux espèces
de phimosis : 1° le phimosis inflammatoire. Dans cette maladie, si le
chancre est placé sur le prépuce, cet
organe devient rouge, gonflé et très-

douloureux , tandis que le gland , qu'il recouvre complétement, conserve son état ordinaire. Si le chancre est placé sur le gland , il en détermine l'inflammation et le gonflement, cas rare ; alors le prépuce reste dans son état ordinaire, à la distention près. Enfin , les chancres peuvent occasionner l'inflammation du gland et du prépuce par leur présence sur ces deux parties; dans ce cas, le malade réclame des soins urgens.

2° Le phimosis indolent n'est accompagné d'aucun symptôme inflammatoire ; le gonflement du prépuce est seul la cause de cette maladie, qui n'admet point la présence des chancres ; on le reconnaît à ce qu'il ne change point la couleur de la peau , et qu'il ne cause aucune douleur. Il se présente de deux manières : ou la tumeur est dure, opaque; ou elle est molle, à demi-transparente. Le traitement est le même dans l'un ou l'autre cas.

TRAITEMENT

Du phimosis inflammatoire.

Le malade baignera trois ou quatre fois, le plus long-temps possible (une heure, par exemple) la verge, dans une décoction chaude de racine de guimauve, ou de graine de lin. Avec une petite seringue, il injectera ces mêmes liqueurs entre le prépuce et le gland. Après le bain, il enveloppera la verge dans un cataplasme préparé avec une décoction de deux têtes de pavots et deux onces de farine de graine de lin. Ensuite il tiendra la verge dressée contre le ventre. Si le phimosis se déclare pendant l'usage d'un traitement mercuriel, il faudra le cesser pour quelques jours, et se mettre à l'usage de la poudre rafraîchissante (n° 19), fondue dans l'eau chaude, ou des tisanes d'orge, chiendent, graine de lin (n°s 23, 24 et 25). Si le malade était échauffé, il prendrait, tous les jours, un bain entier, et matin et soir un lavement de graine de lin, avec addition de deux onces de miel violat. Cependant, il est des cas, urgens à la vérité, où l'inflammation ne cède point à ces moyens. Alors il faut se faire saigner au bras, ou appliquer une dizaine de sangsues au périnée. Si, malgré tous ces soins, l'inflammation augmente, ce que l'on reconnaît au gonflement et aux douleurs que l'on éprouve, il faut redouter la gangrène du prépuce et de la verge. Il convient alors de s'adresser à un chirurgien adroit, qui pratiquera l'opération du phimosis. Voici comme elle se fait : on prend un bistouri à lame étroite, l'on en garnit la pointe d'un bouton de cire, on l'introduit entre le prépuce et le gland; alors, tournant le tranchant en haut, on perce la base du prépuce, et en amenant l'instrument à soi, on obtient le débridement nécessaire au succès de la guérison; ensuite, l'on panse avec la charpie couverte de cérat.

Nous recommandons d'observer un régime doux et rafraîchissant, d'éviter la fatigue et les longues courses tant que durera l'inflammation; sitôt qu'elle aura cessé, l'on recommencera le traitement anti-syphilitique que l'on avait suspendu.

TRAITEMENT

Du phimosis indolent.

La guérison de ce phimosis ne demande point la suspension d'un traitement anti-syphilitique ni changement de régime ; si, au bout de huit à dix jours, la résolution ne s'opère pas d'elle-même, il faudra l'aider par des bains de la partie dans de l'eau de chaux, l'eau astringente (n° 4), ou l'eau de Goulard ; à défaut de temps pour prendre ces bains, des applications de compresses trempées dans ces mêmes eaux. Si le prépuce reste dur et engorgé, il faut, tous les soirs, y faire une friction avec de la pommade mercurielle double, et le matin, bassiner le prépuce avec une compresse de linge fin ou de charpie trempée dans du vinaigre, dans lequel on aura fait fondre une once de sel ammoniaque par chopine.

DU PARAPHIMOSIS.

Le paraphimosis est absolument l'opposé du phimosis. Il a lieu lorsque le prépuce est retiré derrière la couronne du gland, la serre fortement, de telle manière qu'il ne peut être ramené sur son sommet.

Cet état est plus grave que le phimosis, parce que l'étranglement qu'il détermine intercepte toujours la circulation dans une plus grande partie de la verge. Aussi doit-on faire tout ce qu'il est possible pour en obtenir la réduction.

Comme dans le phimosis, nous en

distinguerons deux espèces : 1° le
paraphimosis inflammatoire dû à la
présence des chancres ; il est rouge ,
gonflé, très-douloureux ; 2° le paraphimosis indolent est pâle, cristallin ,
sans douleur comme sans chancre.

TRAITEMENT

Du paraphimosis inflammatoire.

Si l'inflammation n'est point très-
vive, on essaiera de ramener le prépuce sur le gland. Pour cela, on placera les doigts indicateur et médius
de chaque main derrière le bourrelet
formé par le prépuce , de telle sorte ,
que les premiers soient croisés en dessus et les derniers en dessous du corps
de la verge , et l'on fera effort pour
l'amener à soi, tandis qu'on poussera

le gland en sens contraire avec les deux pouces. Ces tentatives doivent être faites par une personne exercée, et avec beaucoup de patience, surtout si les parties sont douloureuses. Il importe de s'arrêter au point au-delà duquel on pourrait craindre d'augmenter les accidens inflammatoires. Que l'on ait réussi ou non, il faut suivre le même traitement que dans le phimosis, tels que les bains, les cataplasmes, les sangsues, les boissons rafraîchissantes, la suspension d'un traitement mercuriel, le régime, etc. Si malgré tous ces moyens l'inflammation augmentait, il faudrait, sans tarder davantage, réclamer les secours de la chirurgie pour en opérer le débridement, afin d'éviter la gangrène. Ensuite, l'on pansera avec du cérat. Aussitôt que l'inflammation sera pas-

sée , le malade reprendra son traitement anti-syphilitique.

TRAITEMENT

Du paraphimosis indolent.

Le paraphimosis indolent est d'ordinaire extrêmement long à se résoudre. Comme il n'est point douloureux,
on pourra malaxer et comprimer la
tumeur en tous sens , pour donner le
moyen de ramener le prépuce sur le
gland , et dans l'intervalle , faire les
mêmes applications que dans le phimosis indolent. L'on pourra encore
faire quelques mouchetures qui favo-
riseront singulièrement le débridement de la tumeur , mais cette opération demande l'art du chirurgien.

Pour le traitement interne , *voyez*
phimosis indolent, page 69.

7

Observation. Le paraphimosis n'est pas toujours causé par la présence des chancres ; nous l'avons remarqué chez des sujets affectés d'une simple gonorrhée.

~~~~~~~~~~~~

DES PUSTULES VÉNÉRIENNES

PRIMITIVES.

Les pustules sont des tumeurs larges, plates, arrondies, dont la surface secrète un liquide séreux d'une odeur particulière, qui peut servir à les faire reconnaître. Elles surviennent ordinairement, chez les femmes, à la face interne et externe des grandes lèvres ; au mamelon chez les nourrices qui allaitent des enfans infectés ; chez les hommes, sur le gland, la peau qui recouvre la verge, le scrotum, et les environs de l'anus, si le
~~~~~~~~~~~~

virus a été appliqué sur ces parties.
Le temps de leur apparition est indé-
terminé, il varie depuis les premiers
jours qui suivent un coït impur jusqu'au vingtième et même trentième
jour. Cette affection est rare, et ne
se rencontre, le plus souvent, que
chez les personnes qui négligent les
soins de propreté.

TRAITEMENT.

Si les pustules se présentaient accompagnées d'une vive inflammation,
ou d'autres symptômes inflammatoires, il faudrait se mettre à l'usage des
bains, des boissons rafraîchissantes,
telles que les tisanes (n°s 23, 24 et 25),
la poudre rafraîchissante (n° 19), ainsi
que des fomentations de décoction
de racine de guimauve, de graine de
lin, sur la partie affectée. Aussitôt les
symptômes inflammatoires disparus,

le malade prendra , matin et soir, deux pilules anti-syphilitiques (n° 13), et boira pardessus une dose de poudre rafraîchissante (n° 19), fondue dans l'eau ; plus , deux autres verres dans le cours de la journée. Si elles tardent trop à disparaître , on les frotte avec une pommade préparée avec une demi-once de cérat et deux gros d'onguent napolitain , ou bien on appliquera des plumaceaux de charpie trempés dans l'eau phagédénique ou l'eau styptique (n° 6). Si elles sont rebelles à ce moyen , ce qui est rare , il faudra les toucher avec la pierre infernale.

Observation. Le plus souvent les pustules primitives s'annoncent sans inflammation ; alors on commence le traitement anti-syphilitique aussitôt leur apparition.

DES BUBONS,

Vulgairement poulains.

Le bubon est une tumeur plus ou moins considérable, formée par l'engorgement des glandes lymphatiques, et quelquefois du tissu cellulaire, des aines, si l'infection est primitive ; des aisselles et du cou, au-dessous de la mâchoire inférieure, si la maladie est ancienne. Rarement les bubons primitifs paraissent seuls, ils sont presque toujours précédés par les chancres, la blennorrhagie, et les autres affections locales inflammatoires dont nous avons parlé. Nous remarquerons aussi que son apparition a toujours lieu dans le premier mois de l'infection. Nous en distinguerons deux espèces :

1° Les bubons inflammatoires, qui

7.

sont douloureux, avec accompagnement de rougeur à la peau, et qui ont une tendance évidente à la suppuration;

2° Les bubons indolens, qui sont peu ou point douloureux, sans changement de couleur à la peau; ils suppurent rarement, et sont assez ordinairement les attributs de la syphilis ancienne. (*Voyez* bubons consécutifs, page 89.)

TRAITEMENT

Des bubons.

Dès l'instant qu'un malade se sentira affecté d'un bubon, avec les symptômes qui caractérisent l'inflammation, il suspendra l'usage de toute préparation mercurielle, et prendra des bains entiers, ainsi que du repos; il se mettra au régime doux, et boira la poudre rafraîchissante (n° 19),

ou autres tisanes (n°s 23, 24 et 25).
Il appliquera les cataplasmes chauds
de farine de graine de lin, qu'il re-
nouvellera souvent. Le but que l'on
doit s'imposer est de calmer l'inflammation par tous les moyens possibles,
cette méthode ayant l'avantage de faciliter également la résolution et la
suppuration, selon que la nature sera
disposée, par la suite, à l'une ou à
l'autre de ces terminaisons. S'ils prennent la voie de la suppuration, on
continue le même traitement jusqu'à
ce que la tumeur soit molle et sa couleur violette, au lieu de rouge qu'elle
était primitivement. Quelquefois ils
percent seuls, alors on les presse légèrement pour en faire sortir le pus;
ensuite on introduit dans l'ouverture
un trochisque de minium, afin de l'a-
grandir, point essentiel pour décou-

vrir le fond de l'ulcère et hâter sa guérison. Le plus souvent, il faut avoir recours à la potasse caustique pour ouvrir le bubon, et donner issue au pus. Il faut alors s'adresser à un chirurgien, ou un pharmacien instruit, qui préparera l'emplâtre qui doit remplir l'indication.

Le bubon une fois ouvert doit être soigné comme un ulcère ordinaire. Ainsi on le pansera soir et matin avec la charpie seule, ou couverte d'une faible couche de digestif simple; et si la place tarde trop à se cicatriser, avec le même digestif, légèrement animé avec l'onguent styrax. Il faut en même temps prendre le traitement (n° 1), et le continuer six semaines, et même deux mois, selon la difficulté que le bubon aura à se guérir. Si les bubons prennent la voie de la résolution, il faudra se soumettre au traitement anti-syphilitique (n° 1) sitôt que l'inflammation sera passée. Cependant, il arrive quelquefois que les cataplasmes arrêtent l'inflammation, sans déterminer la résolution du bubon, qui, dans ce cas, est indolent. Il convient donc d'appliquer sur la tumeur un emplâtre de vigo, ou bien d'y faire une légère friction le soir, avec demi-gros d'onguent napolitain. On parviendra ainsi à déterminer la résolution, et quelquefois la suppuration, selon la disposition du sujet.

Un cas extrêmement rare, mais cependant dont on a des exemples, c'est de voir les bubons ulcérés attaqués de gangrène quelque temps après leur ouverture spontanée ou artificielle. Elle les agrandit très - rapidement, et détruit une partie des tégumens du ventre et de la cuisse : disposition qu'il faut attribuer à un vice scorbutique préexistant, ou déterminée par un trop long usage du mercure mal administré, ou par les miasmes putrides des hôpitaux et habitations malsaines.

Il importe, dans cette fâcheuse circonstance, de suspendre l'usage du mercure, pour prendre les toniques et anti-syphilitiques, tels que le quinquina, l'éther, le camphre, le vin vieux, les alimens restaurans ; l'ulcère sera pansé avec le quinquina et le vinaigre camphré. Il est de la plus grande urgence d'appeler un médecin instruit.

Observation. Si l'on s'aperçoit de la formation d'un bubon avant qu'il soit douloureux, l'on pourra appliquer aussitôt un emplâtre de vigo, et commencer ou continuer le traitement anti-syphilitique.

DESCRIPTION

DES SYMPTOMES CONSÉCUTIFS

Qui caractérisent la syphilis confirmée ou constitutionnelle, ou ancienne.

Nous avons fait connaître le plus succinctement qu'il nous a été possible, les symptômes primitifs qui se déclarent à la suite de l'infection récente. Nous avons aussi observé que les symptômes primitifs étant le résultat de l'action du virus vénérien sur les parties où ils siégent, il faut les regarder comme un avertissement

de la nature pour prévenir le déve-
loppement des symptômes consécutifs, dont l'apparition annonce, sans le
moindre doute, la présence du virus
dans tout le système.

La syphilis confirmée constituant
une affection beaucoup plus dange-
reuse, plus longue et plus difficile à
guérir que les symptômes primitifs,
nous conseillons aux malades de suivre, le plus promptement possible, le
traitement que nous leur avons pré-
cédemment tracé ; car leur négligence
à cet égard, ou leur confiance dans
un charlatan, dont les spécifiques sont
plus souvent des poisons que des médicamens, peuvent déterminer en peu
de temps l'infection générale de tout
le système.

Cependant il ne faut pas conclure
de là que la syphilis confirmée soit

toujours la suite des symptômes primitifs négligés; elle est aussi le résultat direct d'une infection ancienne,
communiquée non - seulement par le
coït, mais aussi par la simple application du virus sur une partie, soit
excoriée, enflammée, ou dont l'épi-
derme est très - mince, comme au
gland, aux grandes et petites lèvres
des parties génitales, à l'anus, aux
yeux, à la bouche, au mamelon, par
la lactation de la nourrice à l'enfant,
et de l'enfant à la nourrice. Nous avons
des preuves que la peau même n'est
pas un obstacle suffisant à l'action de
ce principe contagieux.

La maladie vénérienne confirmée
se complique de symptômes bien plus
nombreux et bien plus variés que la
syphilis récente. Pour nous en faire
une idée, nous supposerons un ma-

lade abandonné aux ravages de l'infection ancienne. Nous verrons successivement tous les différens systèmes
de l'économie entrepris. D'abord on
observe, sur celui des vaisseaux ab-
sorbans, voie constante de communi-
cation du virus, des bubons et en-
gorgemens le long des vaisseaux lymphatiques. Les membranes muqueuses
deviennent le siége d'inflammations,
d'ulcères au nez, à la bouche, et dans
la gorge. Ensuite, l'organe cutané se
couvre de végétations, d'excroissances, d'ulcères et de pustules. Enfin,
la chute des cheveux, des poils et
des ongles sont les précurseurs du dernier degré d'infection qui attaque le
système osseux; telles sont la carie,
le gonflement et la perte partielle ou
totale des os. Nous avons exposé l'action directe du virus vénérien sur les

organes, les désordres qui en résultent amènent une série d'infirmités qui aggravent encore la position du malade. De ce nombre sont les douleurs générales, les maux de tête violens, les ophtalmies rebelles, la cécité, les tintemens d'oreille, la surdité, la faiblesse, l'amaigrissement et le marasme : la mort n'est plus qu'un soulagement réclamé avec instance pour mettre un terme à tant de misère.

La syphilis ne parcourt jamais tous ces degrés, et n'en suit point la marche régulière, mais il arrive assez souvent que les os se gonflent, la gorge s'ulcère, ou que la peau se couvre de pustules après la disparition de symptômes primitifs, sans que des accidens consécutifs moins graves aient fait soupçonner les atteintes de cette funeste maladie.

Nous ne pouvons déterminer l'époque à laquelle les symptômes consécutifs décèlent leur présence ; cependant nous observerons que s'ils sont le résultat d'une infection directe, elle peut avoir lieu dans le cours du second mois, mais que, s'ils sont la conséquence de symptômes primitifs négligés, il n'est pas extraordinaire de voir la syphilis rester' cachée des années entières, et tout-à-coup faire explosion par les symptômes les plus graves.

Les symptômes consécutifs qui caractérisent la maladie vénérienne confirmée ou constitutionnelle sont les bubons, les ulcères de la gorge, de la bouche, des fosses nazales, de l'intérieur du rectum et du vagin, les pustules cutanées, les végétations, les excroissances et les maladies des os.

DES BUBONS CONSÉCUTIFS.

Les bubons consécutifs paraissent à des époques éloignées de l'infection. Bien souvent ils sont causés par des symptômes primitifs mal soignés. Nous observerons que les bubons résultant d'une affection vénérienne gagnée par le coït, ont toujours lieu aux aines, tandis que ceux des aisselles et du cou reconnaissent pour cause des baisers lascifs avec une personne infectée. Pour les médicamens externes, il faut suivre exactement ceux que nous avons recommandé pour les bubons primitifs, mais le traitement interne (n° 2) sera prescrit et continué pendant six semaines, et même deux mois; il est prudent de ne le cesser que quelque temps après la cicatrisation du poulain.

8.

DES ULCÈRES CONSÉCUTIFS

DE LA GORGE ET DE LA BOUCHE.

Avant l'apparition de ces ulcères, on éprouve, pendant quelques jours, un sentiment de gêne dans l'arrière-bouche. Insensiblement la douleur augmente, et la visite laisse voir des ulcères qui rongent les amygdales, les piliers, le voile, la voûte du palais, et la paroi postérieure du pharinx. Lorsque, par leurs progrès, ils arrivent aux os, ils les carient, et en occasionnent une perte plus ou moins considérable entre les fosses nazales et la bouche. Il s'ensuit une indisposition qui laisse passer les alimens dans le nez, et altère singulièrement la voix. Le temps opère quelquefois l'obturation de ces ouvertures, lorsque l'exfoliation n'a pas été complète, mais le plus souvent on est obligé d'avoir recours à un palais artificiel en argent, en platine ou en or.

La couleur de ces ulcères est d'un gris sale, avec une circonférence rougeâtre ; les bords en sont toujours engorgés. Il y en a d'indolens, c'est-à-dire, qui ne font aucuns progrès, tandis que d'autres, plus inflammatoires, désorganisent une grande partie du palais, et finissent par carier les os. La présence du médecin est très-urgente dans ce dernier cas.

Des ulcères vénériens du nez et des fosses nazales.

Les ulcères du nez sont presque toujours les signes d'une infection ancienne ; cependant on a des exemples qu'ils peuvent être primitifs par l'application immédiate du virus sur cette partie, au moyen du doigt ou tout autre corps chargé du pus syphilitique. Ils se placent aux ailes, aux lobes, et au bord libre de la cloison. Nous les distinguerons aussi en ulcères indolens, et en ulcères rongeans, très-douloureux, s'étendant rapidement du dedans au dehors, et détruisant la muqueuse qui tapisse les fosses nazales. Ils carient les os, et finissent par percer au-dehors, si un traitement méthodique ne vient en arrêter les progrès.

Nous remarquerons que les chancres de l'intérieur du nez rendent une si faible quantité d'humeur séreuse et inodore, qu'il est impossible de s'en apercevoir en se mouchant; mais à mesure qu'ils vieillissent, ils rendent

(93)

un pus sanieux, noirâtre, très-fétide,
entraînant des portions d'os exfoliés.
Il en résulte une difformité causée
par la perte des os cariés, qui ne peut
être cachée que par un nez postiche.

TRAITEMENT.

Si les ulcères de bouche sont douloureux et enflammés, on se gargari-
sera, le plus souvent possible, avec
du lait tiède, ou de la décoction de
racine de guimauve ou de graine de
lin, dans laquelle on mettra, par chopine, une cuillerée de miel et vingt
gouttes de laudanum. Si les ulcères
de la bouche sont indolens, on ajoutera dans le même gargarisme six
cuillerées de liqueur de Vanswieten
(n° 11).

Pour les ulcères du nez et des fosses
nazales, s'ils sont inflammatoires, on

injectera le plus souvent possible, au moyen d'une seringue, de la décoction de racine de guimauve ou de graine de lin, avec trente gouttes de laudanum seulement par verre. S'ils sont indolens, on y ajoutera trois cuillerées à bouche de liqueur de Vanswieten (n° 11). Cependant nous voyons, mais rarement, ces ulcères ronger et détruire avec une rapidité qui fait craindre pour les organes essentiels à la vie. Il faut aussitôt en arrêter les progrès, en dirigeant sur le mal, même deux fois par jour, les fumigations prescrites au (n° 7) du formulaire. Le malade commencera en même temps le traitement anti-syphilitique (n° 2), composé de sudorifiques réunis et de mercure. Un régime sévère et des bains (n° 1) sont recommandés.

ULCÈRES CONSÉCUTIFS

DE L'INTÉRIEUR DU RECTUM.

Les ulcères de l'intérieur du rectum, fruit d'un commerce honteux, sont d'autant plus dangereux, qu'ils sont plus profondément situés. Ces circonstances, qui peuvent en laisser ignorer l'existence, leur donnent le temps de faire des progrès vers les organes voisins, tels que la vessie, le vagin, et causent des inconvéniens très-graves.

Chez la femme, ces ulcères, négligés ou ignorés pendant un certain temps, peuvent établir un trajet fistuleux entre le rectum et le vagin. Il en résulte une incommodité très-dégoûtante, c'est le passage continuel des excrémens dans ce dernier conduit ; maladie incurable, dont on ne peut se garantir qu'en tamponnant le vagin.

~~~~~~~~~~~~~~

ULCÈRES CONSÉCUTIFS

DU VAGIN.

Les ulcères consécutifs du vagin, selon leur position, peuvent produire aussi ce désagrément, en perforant le même conduit. Les mêmes ulcères peuvent encore percer jusqu'au canal de l'urèthre ; infirmité aussi grave que la précédente, puisqu'il en résulte un écoulement continuel des urines par le vagin, qui offre aussi peu d'espoir de guérison, et qui oblige la malade à se tamponner très-souvent avec une éponge, afin d'éviter la malpropreté de cette indisposition.
~~~~~~~~~~~~~~

TRAITEMENT.

Le malade se mettra à l'usage du traitement anti-syphilitique , composé de sudorifique et de mercure (n° 2); avec une seringue , on fera des injections émollientes cinq à six fois par jour, avec la décoction de racine de guimauve ou de graine de lin, à laquelle on ajoutera un demi-gros de laudanum par pinte , si les chancres sont enflammés ; mais s'ils sont indolens , on ajoutera dans la même décoction trois cuillerées à bouche de liqueur de Vanswieten. Après la lotion ou l'injection , on introduit des mèches imbibées de cérat sur l'ulcère.

Cette maladie est assez grave pour mériter les soins d'un médecin instruit.

9

DES RHAGADES.

On nomme ainsi de petits ulcères longs et étroits, ressemblant à des gerçures, qui ont leur siége dans les replis de l'anus, à la face externe des grandes lèvres, entre les doigts, à la paume des mains, à la plante des pieds, entre les orteils, et sur les bourses.

Nous en distinguerons de deux sortes : 1° les rhagades peu douloureuses, peu profondes, rendant un pus blanc et épais. Dans cet état, elles se guérissent facilement. Mais, si elles sont profondes, douloureuses, avec les bords durs et renversés, exudant une sérosité âcre, sanguinolente, avec cela gênant le malade au point de l'empêcher de marcher, s'asseoir ou monter

à cheval, et même rendre ses excrémens sans éprouver de vives souffran-
ces, la maladie est plus grave, et la
guérison beaucoup plus longue et plus
difficile à obtenir.

TRAITEMENT.

Nous conseillons au malade le traitement anti-syphilitique (n° 1), si la
date de l'infection n'est pas ancienne ;
dans le cas contraire, le traitement
par l'action réunie des sudorifiques et
du mercure (n° 2) méritera la préférence. Les bains entiers répétés le
plus souvent possible ; les bains lo-
caux avec la décoction de racine de
guimauve, plusieurs fois par jour, et
la plus grande propreté, sont spécialement recommandés sur la fin du
traitement.

Si les rhagades tardaient trop à se

cicatriser, on les pansera avec de la charpie couverte de pommade mercurielle, mêlée à son poids égal de cérat ; on aura même soin d'en introduire une mêche dans l'anus, afin de s'opposer au trop grand rétrécissement, lors de la cicatrisation des ulcères.

Il arrive quelquefois que cette pommade exaspère les rhagades, et les rend douloureuses. Dans ce cas, il faut insister sur les bains, et changer le cérat mercuriel pour le cérat simple, avec addition de douze gouttes de laudanum par gros.

Observation. Nous voyons encore les ulcérations consécutives rester stationnaires, pendant et même après le traitement anti-vénérien. Dans ce cas, il faut les ranimer en les touchant tous les deux jours, soit avec la pierre infernale ou le sulfate de cuivre. Ce moyen peut aussi être employé avec succès dans le commencement du traitement contre certains chancres rongeans des lèvres, du visage, de la bouche et du nez; il faut ensuite se rincer la bouche avec de l'eau, et appliquer sur les autres de la charpie imbibée de cérat.

DES PUSTULES VÉNÉRIENNES

CONSÉCUTIVES.

Les pustules consécutives sont des saillies plus ou moins nombreuses, de différentes grosseurs, qui se développpent quelquefois sur les membranes muqueuses, mais plus souvent sur les régions du corps, que l'on tient plus

9.

habituellement couvertes, telles que le tronc, les bras, les jambes, les parties génitales, et le pourtour de l'anus. Elles sont caractérisées par une couleur brune cuivreuse, qui leur est particulière.

TRAITEMENT.

Les pustules étant constamment le signe d'une infection ancienne, elles demandent un traitement suivi, composé de sudorifiques et de mercure réunis sous le (n° 2); ainsi le malade prendra un bain tous les deux jours, si elles sont enflammées, ou fera des lotions avec la décoction de racine de guimauve et de têtes de pavots cinq à six fois dans la journée. Ensuite, on les frottera avec la pommade oxigénée, la pommade soufrée, ou le cérat napolitain.

Il reste souvent à la place des pustules une couleur bronze qui persiste pendant quelques années; on parvient à la faire disparaître en appliquant, pendant le dernier mois du traitement, des compresses, matin et soir, d'eau salée et d'alkool, ou d'un liniment préparé avec huile d'amande douce, une once; acide muriatique oxigéné, un gros.

Nous rappellerons l'important précepte qui doit s'appliquer à tous les cas d'infection ancienne, de continuer le traitement un mois et plus, après que les pustules ont disparu.

Observation. Il existe aussi des pustules humides consécutives qui se placent entre les deux fesses, en nombre illimité, et d'une couleur rosée. Pour le traitement externe, *voyez* page 75.

DES VÉGÉTATIONS SYPHILITIQUES.

Ce sont des excroissances contre nature, qui se développent le plus souvent sur les parties génitales et les autres organes recouverts par les membranes muqueuses de l'un et l'autre sexe. Nous les diviserons en deux classes : 1° les végétations pro · prement dites, qui sont plus dures que la peau, à laquelle elles tiennent par un pédicule plus ou moins large. Elles s'appellent porreaux quand elles croissent aux parties génitales, et verrues lorsqu'elles sont sur les mains. Les chou-fleurs n'en diffèrent que par leur volume plus considérable. Elles siégent, chez l'homme, sur le gland et le prépuce; chez la femme, depuis le museau de tanche jusqu'à l'intérieur des grandes lèvres, y compris les nymphes et le clitoris. Quelquefois elles paraissent au périnée et à la région supérieure et intérieure des cuisses, près du pli de l'aine. Quoique les végétations soient les signes constans d'une affection ancienne, il n'est pas sans exemple d'en voir survenir dans le premier mois de l'infection.

TRAITEMENT.

Nous recommandons le traitement par les sudorifiques et le mercure sous le (n° 2), avec des bains entiers ou simplement de la partie, selon la facilité du malade. Souvent les végétations se dessèchent et tombent sans le secours d'aucuns topiques. Cependant, lorsqu'arrive la fin du traitement sans leur voir subir aucun changement, on tente la résolution par l'application d'un léger plumaceau d'onguent mer-

curiel, couvert de poudre de sabine,
et répété tous les jours, ou bien de
petits tampons de charpie trempés
dans l'eau styptique (n° 6), et l'on
réussit très-bien par cette méthode
sur les végétations qui conservent une
certaine mollesse. Mais, le plus souvent, elles offrent une surface sèche,
pour ainsi dire cornée, qui réclame
le secours de topiques plus énergiques.
Dans ce cas, l'on baignera la partie
pendant une heure dans la décoction
chaude de racine de guimauve ; si la
place ne le permet pas, on appliquera
un cataplasme de farine de graine de
lin, pour en amollir la surface trop
dure ; ensuite on les touchera avec
un morceau de pierre infernale ou de
sulfate de cuivre humecté avec de
l'eau ou de la salive, ou bien avec un
petit pinceau trempé dans l'eau mer-

curielle, le beurre d'antimoine. Ce dernier procédé demande une grande attention, afin que le caustique ne porte pas son action sur les parties qui doivent être ménagées. Trop souvent nous avons vu des phimosis et paraphimosis survenir à la suite d'applications mal dirigées de ces caustiques. La précaution à prendre est de laver la partie aussitôt avec de l'eau fraîche, pour prévenir tout résultat fâcheux.

La ligature réussit aussi, lorsque ces végétations ont un pédicule grêle, et susceptible d'être embrassé par l'anse d'un fil.

Lorsque ces végétations ont un certain volume, il est encore plus expéditif de se servir de l'instrument tranchant. Cette opération demande un chirurgien exercé.

Souvent à la chute des végétations succède de petites ulcérations, dont on hâte la cicatrisation en les touchant légèrement avec la pierre infernale.

2° Les excroissances proprement dites portent le nom de condylômes, lorsqu'elles sont formées par le gonflement d'un repli tégumenteux de l'ouverture de l'anus, souvent longitudinales et applaties entre les fesses; et celui de crête de coq, lorsqu'elles sont saillantes et sillonnées par des découpures transversales; elles se développent non-seulement aux environs de l'anus, mais aussi aux grandes lèvres, à la verge, entre le gland et le prépuce.

TRAITEMENT.

Les excroissances étant moins rebelles que les végétations, on se coutentera du traitement général par les sudorifiques et le mercure réunis sous le (n° 2). Après le premier mois de traitement interne, on en déterminera l'affaissement par une légère onction d'onguent mercuriel double sur les condilômes et les crêtes de coq tous les soirs. Si elles résistent à ce moyen, on aura recours à l'application des caustiques, tel que nous l'avons décrit pour les végétations ou bien à l'excision.

Observation. Il existe un usage contraire aux règles les plus simples de l'art de guérir, c'est de détruire les végétations et excroissances syphilitiques dès le commencement du traitement mercuriel. Il est bien facile à concevoir que les tumeurs tenant à

une cause interne; elles ne peuvent êtr
parfaitement guéries que lorsque l
virus dispersé dans l'économie est en-
tièrement détruit; il est donc sage
d'attendre la fin du traitement, sans
cela, on s'expose à voir repulluler les
symptômes de la maladie.

DES DOULEURS OSTÉOCOPES,

OU DES OS.

Toutes les fois que le virus syphi-
tique porte son action sur les os, il
en résulte des gonflemens et des douleurs plus ou moins considérables,
selon l'ancienneté de la maladie et le
siége de l'affection.

Les douleurs ostéocopes se distin-
guent des douleurs rhumatismales,

sciatiques, etc., en ce qu elles sont beaucoup plus vives à la fin du jour, et les trois ou quatre premières heures de la nuit ; tandis que les rhumatismales , au lieu d'être augmentées par la chaleur du lit, s'y calment le plus souvent.

Les douleurs ostéocopes se fixent particulièrement sur les os des membres, et sur ceux de la poitrine ; mais elles sont quelquefois si vives , que les malades se plaignent d'avoir toutes les régions du corps exactement entreprises. Ces douleurs ne sont point toujours fixes, elles sont, au contraire, susceptibles de se déplacer et de se porter sur d'autres organes , assez importans pour causer des palpitations, anxiétés , etc.

Le résultat de l'action du virus syphilitique sur les os se distingue par les noms d'exostoses, de nodus, de tumeurs gommeuses, de caries et de nécroses.

DES EXOSTOSES.

Le gonflement total ou partiel d'un os avec des tumeurs sur la partie affectée s'appelle exostose.

Le crâne, le sternum, les clavicules, les os de l'avant-bras, la mâchoire inférieure, la face interne du tibia, l'extrémité tarséenne du péronnée, et en général, les os les plus rapprochés de la surface du corps, et exempts de pression musculaire, sont le siége de cette maladie.

Les premières douleurs que l'on ressent lors de la déclaration des premiers symptômes, viennent du tissu même de l'os affecté, mais celles qui lui succèdent , lorsque les tumeurs sont formées, sont dues en grande partie à la distension mécanique que le gonflement osseux fait subir aux parties molles environnantes.

TRAITEMENT.

C'est spécialement dans les mala-dies syphilitiques des os que nous re-commandons l'usage du traitement par le rob et le mercure (n° 3). Nous insistons sur les bains (n° 1) tous les jours, s'ils ne fatiguent pas le malade, et tous les deux ou trois jours dans le cas contraire; sur l'application de lé-gères compresses imbibées d'huile d'a-mandes douces camphrée ou opiacée. Si les douleurs ne se calment point, on les remplacera par des cataplasmes arrosés de laudanum ; en même temps l'on prendra une cuillerée à café de sirop diacode toutes les quatre heures. Si les exostoses restent indolentes, on fera tous les jours de légères frictions avec la pommade mercurielle, le baume Opodeldoc, ou les fumigations mercurielles répétées tous les jours comme elles sont prescrites sous le (n° 7).

On a observé aussi qu'en posant quelques sangsues sur le point le plus saillant de la tumeur on réussissait très-bien à calmer, lorsque les remèdes intérieurs augmentaient les douleurs, ce qui arrive quelquefois. Si tous ces moyens sont infructueux, on a recours aux vésicatoires et aux ventouses scarifiées, et en dernier ressort, aux purgatifs. Les conseils d'un médecin doivent diriger ce dernier traitement.

Observation. Il arrive assez souvent, dans les cas d'infection ancienne, que les exostoses persistent malgré le traitement le plus suivi ; alors il faut les abandonner à elles-mêmes, et cesser l'usage des médicamens lorsqu'on est assuré de l'entière destruction du virus, ce qui exige au moins trois ou quatre mois.

DES NODUS.

Le nodus est une petite tumeur qui affecte les mêmes os que les exostoses, et dont l'apparition se fait sentir par une vive douleur, il croît sans altérer la couleur de la peau jusqu'à grosseur d'une châtaigne ; bientôt il s'enflamme, et finit par s'ouvrir. Mais plus souvent, les douleurs obligent de faire des incisions, afin de diminuer la tension du périoste, cause de tout le mal.

TRAITEMENT.

Le traitement général (n° 3), composé de rob sudorifique et de mercure, a été constamment couronné de succès dans ce signe d'infection, mais on aidera l'action des médicamens internes par des frictions de pommade mercurielle, ou des fumigations de cinabre (n° 7) tous les soirs sur le nodus. S'il est ouvert, on pansera avec des tampons de charpie imbibés de liqueur de Van-Swieten, ou d'eau phagédénique, avec ou sans addition d'opium. Quand l'ouverture de la tumeur laisse apercevoir l'os carié, l'application du feu sur l'os altéré en facilite l'exfoliation; ensuite l'on panse avec la charpie seule, ou couverte de digestif simple, jusqu'à parfaite cicatrisation.

Ce traitement sera dirigé par les conseils d'un médecin.

DES TUMEURS GOMMEUSES.

Espèces d'exostoses plus molles que les précédentes, affectant les mêmes os, mais se fixant plus souvent autour des articulations et sur la tête ; leur siége paraît être entre les os et le périoste.

Le traitement N° III, par le rob et les pilules, dissipe assez facilement ce genre d'affection ; mais, si les tumeurs résistent, nous conseillons les mêmes moyens décrits pour guérir les exostoses page 113 et suivantes.

LA CÉPHALÉE VÉNÉRIENNE.

Un mal de tête opiniâtre est le symptôme assez rare d'une maladie ancienne ; elle se manifeste à des époques très-éloignées de l'invasion de la maladie. Elle est causée ou par une exostose qui, en se développant, tiraille le péricrâne et les nerfs répandus sous le cuir chevelu, ou par une irritation portée sur les meninges par le virus syphilitique. On ne peut distinguer cette affection des autres maux de tête que par la régularité de ses exacerbations vers le milieu de la nuit, après le premier sommeil.

TRAITEMENT.

Le rob (n° 21), la tisane sudorifique (n° 27), et les pilules anti-syphilitiques (n° 13) pendant trois mois, jus-

qu'à ce que les douleurs soient calmées ;
ensuite le rob seul pendant trois autres
mois, en se conformant aux traitemens
(n°s 2 et 3). L'on pourra appliquer des
compresses imbibées d'huile d'aman-
des douces opiacée sur la douleur.

Le virus vénérien peut encore causer la surdité en cariant les osselets
de la cavité tympanique ; la cécité, en
se portant sur les yeux. La phthisie la-
ryngée, qui enlève le sujet avec une
rapidité incroyable, se reconnaît, à
son début, à la raucité de la voix,
à la suppression totale d'un écoulement, etc.

Les vésicatoires à la nuque et aux
bras, et sur la région thyroïdienne,
des bains de pieds très-chauds, la
respiration de vapeurs de décoction
émolliente, etc.

COMPLICATIONS

DE LA SYPHILIS

Avec les autres Maladies.

Après avoir décrit, le plus succinctement qu'il nous a été possible, les symptômes résultans de l'action directe du virus vénérien sur nos organes, il nous importait de donner un aperçu sur la complication de la syphilis avec les autres maladies. Il n'entre point dans le plan de cet ouvrage d'indiquer les moyens d'en obtenir la guérison, les cas étant presque toujours assez graves pour exiger les conseils d'un médecin instruit.

En conséquence, nous observerons que toutes les maladies inflammatoires, telles que la variole, la rougeole, la scarlatine, l'ophtalmie aiguë, les maux de gorge, les catharres pulmonaires, la dyssenterie, la pleurésie, la péripneumonie, les rhumatismes aigus, les accès de goutte, les hémorragies, les vomissemens de sang, les hémorrhoïdes, l'extinction de voix récente, l'apoplexie, les convulsions, la colique dés peintres, l'asthme, le scorbut, la phthisie, le cancer, l'hydropisie, la jaunisse et les plaies avec inflammation, qui sé déclarent en même temps que la syphilis, ou surviennent pendant le cours d'un traitement composé de préparations mercurielles et sudorifiques, demandent la suspension de ces médicamens anti-syphilitiques, tandis que les dartres, la teigne, la galle, le rhume de cerveau léger, les rhumatismes anciens, la suspension des règles, l'épilepsie, l'hypocondrerie, la mélancolie, l'hydrophobie, les maladies nerveuses, le tétanos, la paralysie, la coqueluche, l'hystérie, les scrophules, le carreau, les vers, les plaies sans inflammation, les ulcères et les fractures, se trouvent très-bien de l'usage d'un traitement mercuriel. Malgré cela, nous engageons les malades à étudier scrupuleusement l'action des médicamens; car il arrive quelquefois qu'ils exaspèrent la maladie au lieu de la guérir. Dans ce cas, il serait prudent de suspendre tous les remèdes anti-syphilitiques pendant quelque temps, pour ensuite les reprendre à des doses plus faibles, que l'on augmenterait graduellement.

ADMINISTRATION DU MERCURE

A L'INTÉRIEUR (1).

N° I.

TRAITEMENT DE LA SYPHILIS.

Nous recommandons ce traitement aux personnes attaquées de symptô-

(1) Le mercure est le véritable remède de la maladie vénérienne, les succès qu'en obtiennent tous les jours nos plus célèbres praticiens, donnent un démenti formel aux charlatans, qui, pour vanter leur prétendu spécifique, jettent de la défaveur sur ce précieux métal. Si le mercure a opéré quelquefois des effets qui lui ont valu des détrac-

mes primitifs et consécutifs, mai
dont l'infection est récente. Au reste;
nous avons eu soin, à l'article de chacun d'eux, de désigner celui qui mé-
ritait la préférence.

Aussitôt que le malade se verra infecté de symptômes vénériens, il se
mettra pendant quelques jours à l'u-
sage de la poudre rafraîchissante
(n° 19), il prendra un bain (n° 1)
tous les deux jours, jusqu'à ce que
l'inflammation, qui se manifeste presque toujours au début de cette maladie récente soit passée. Si ce n'est

---

teurs, c'est au défaut de soins des malades,
c'est à la mauvaise administration de ce médicament qu'il faut l'attribuer; en se conformant exactement aux règles que nous allons
prescrire, jamais cette substance ne produira
une action délétère sur nos organes.

point une gonorrhée chez l'homme,
il se purgera avec la potion (n° 16
ou 17); le lendemain on commencera
le traitement par deux pilules anti-syphilitiques (n° 13), le matin à jeun.
Le quatrième jour on augmentera de
deux pilules le soir, qui seront continuées tous les jours, jusqu'à la guérison; l'on boira par-dessus les pilules
un verre de la solution de la poudre
rafraîchissante (n° 19); plus, deux
autres verres dans le cours de la journée : cependant on aura le choix des
tisanes (n°ˢ 23, 24 et 25). Si le malade ne pouvait prendre les pilules, il
aurait recours à la liqueur de Van-
Swieten, dont il prendrait une cuillerée à bouche le matin et une le soir,
dans une tasse de bon lait, ou dans
un verre d'eau avec addition d'une
cuillerée à bouche de syrop de gom-

me (1). Les alimens ne seront pris que deux heures après ; il faudra avoir soin de commencer par de très-petites doses, que l'on portera par gradations jusqu'à une forte cuillerée ordinaire, selon la facilité qu'aura le malade à supporter le médicament. Voyez liqueur de Van-Swieten (n° 11). L'on modérera la quantité de la nourriture, que l'on composera de potages légers, de légumes, de viandes blanches bouillies ou rôties ; pour boisson, la bierre, ou le vin étendu de beaucoup d'eau. On s'abstiendra de tous les alimens âcres et échauffans, comme charcu-

---

(1) Le sirop de gomme sera préparé chez le pharmacien ; celui des confiseurs et épiciers contiennent des sels employés à blanchir la cassonade, qui décomposeraient le médicament.

terie, ragoûts, sauces piquantes, poisson salé, vin pur, café et liqueurs.

Si le traitement a lieu pendant l'hiver, il faudra porter de la flanelle sur la peau, et se vêtir d'habits de drap, afin d'éviter l'influence des variations de l'atmosphère, et prévenir l'action du mercure sur la bouche. Le malade vaquera à ses affaires, mais il évitera la fatigue, les veilles et les femmes.

Il n'est pas facile de désigner le temps que doit durer un traitement, cela dépend de la gravité de la maladie, de la disposition du sujet, et de sa disposition à suivre le régime prescrit.

Cependant, on peut approximativement porter celui des symptômes primitifs à un mois, et les consécutifs à deux et trois mois.

N° II.

TRAITEMENT

DE LA SYPHILIS ANCIENNE,

DITE CONFIRMÉE OU CONSTITUTIONNELLE.

Le traitement par les sudorifiques et le mercure convient dans tous les cas d'infection ancienne, avec ulcère de la gorge, de la bouche et du nez, végétations, pustules et maladie des os, ou autres symptômes graves.

Le malade se conformera exactement à tous les préceptes indiqués dans le traitement N° I, seulement il remplacera les tisanes et poudre rafraîchissante par la tisane sudorifique (n° 27); ainsi, la liqueur de Van-Swieten (n° 11) sera bue immédiatement après avoir été mêlée à un verre de tisane sudorifique, le matin à jeun. Si, pour plus grande facilité, on préfère les pilules anti-syphilitiques (n° 13), on en prendra deux le matin à jeun, et l'on boira sa tisane aussitôt; une heure après, on prendra un second verre de tisane sans liqueur ni pilule. L'on déjeûnera sur la fin de l'heure qui suivra. Dans le cours de la journée, il sera pris deux autres verres de tisane à différens intervalles. Le soir, trois heures après avoir mangé, l'on réitérera la dose de la liqueur de Van-Swieten, ou les pilules, comme nous avons prescrit la première dose. Nous conseillons aussi des bains toutes les semaines. Si le malade n'avait point la facilité de faire la tisane, il prendrait une cuillerée à bouche du rob (n° 21) dans un verre d'eau tiède.

(130)

Cette boisson remplacera avec avantage la tisane sudorifique. Si le malade en voyage ne pouvait se charger de bouteilles, il fera préparer la poudre (n° 20), qui lui promettra le même succès.

La durée de ce traitement demande deux à trois mois, sans interruption, selon la gravité de symptômes et l'ancienneté de la maladie.

~~~~~~~~~~

Observation. Si la syphilis ancienne se manifestait par des symptômes très-inflammatoires, il serait urgent de ne commencer son traitement que lorsque l'inflammation serait dissipée par l'usage des émolliens.

Feront exception à cette règle générale les chancres ou ulcères rongeans, dont les progrès se dirigeraient sur des organes essentiels à la vie.
~~~~~~~~~~

N° III.

TRAITEMENT

PAR LE ROB SUDORIFIQUE,

AVEC OU SANS MERCURE.

Le rob sudorifique (n° 21) est le spécifique des maladies très-anciennes ; il doit être exclusivement adopté toutes les fois qu'un malade ayant eu des symptômes de syphilis mal soignés et disparus craindra une maladie vénérienne constitutionnelle stationnaire. Nous le recommandons encore à ceux qui , voulant se marier, ne sont pas sûrs d'eux-mêmes, et redouteraient les conséquences que nous avons décrites à l'article *syphilis*. On l'administre soit avec la liqueur de Van-Swieten (n° 11), soit avec les pilules anti-syphilitiques (n° 13), ou bien on l'emploie seul, quand le malade a été tourmenté par des préparations mercurielles qui n'ont pas obtenu de succès, ou qui n'ont pas été suivies assez long temps ni avec exactitude.

Dans le premier cas, on le mêle avec la liqueur de Van-Swieten (n° 11), au moment de le prendre seulement, ou on le boit par-dessus les pilules (n° 13); la dose est de deux cuillerées à bouche le matin et autant le soir. Dans la journée, trois verres d'une tisane de salsepareille et de gayac, ou bien la poudre (n° 20).

Ce traitement demande la continuation de médicamens des mois entiers, sans interruption.

Nous conseillons encore aux malades, pendant tout le traitement, de prendre deux bains par semaine et de se vêtir chaudement, avec la flanelle et les habits de drap, même pendant l'été s'il est pluvieux.

Le traitement par le rob n'a point l'inconvénient de faire sortir la maladie vénérienne stationnaire par des moyens papables à nos sens, seulement il augmente notre sécurité, en nous assurant de l'entière destruction du virus.

* * *

Observation. Nous n'avons pas cru devoir répéter à chaque traitement le régime que le malade doit suivre, et les ménagemens que réclament sa position. Ces soins étant toujours les mêmes, il les trouvera détaillés avec exactitude page 125 et suivantes.

12

~~~~~~

ADMINISTRATION DU MERCURE

A L'EXTÉRIEUR.

N° IV.

TRAITEMENT DE LA SYPHILIS

PAR LES FRICTIONS.

Nous conseillons au malade qui voudra se traiter par les frictions, de boire pendant cinq ou six jours, soit la poudre rafraîchissante (n° 19) fondue dans de l'eau tiède en hiver, ou une des tisanes (n°s 23, 24 et 25) ; en même temps, il prendra, s'il lui est possible, deux ou trois bains qui seront d'une heure pour les personnes
~~~~~~

fortes, et d'une demi-heure ou un quart-d'heure pour les personnes affaiblies ou épuisées par des traitemens anti-syphilitiques ou autres longues maladies ; ensuite il se purgera avec les pilules de Beloste ou tout autre purgatif (n° 16 ou 17).

Nous recommandons aussi, pour régime, l'usage d'alimens de facile digestion, tels que les viandes blanches, rôties ou cuites dans leur jus ; les végétaux aqueux, les fruits cuits, le vin coupé avec de l'eau aux repas. On s'abstiendra de salade, vin pur, café et liqueurs. L'on évitera les exercices violens, les veilles et les femmes.

Le surlendemain du purgatif, on prendra un bain le matin, ou bien on se lavera avec de l'eau savonneuse chaude, afin de nétoyer la peau, et la disposer à recevoir l'absorption de la pommade. Le soir, on étendra un gros de pommade napolitaine avec la main sur la partie interne de la jambe gauche, depuis la cheville du pied jusqu'au genou. Le surlendemain matin un bain, ou des lotions savonneuses sur la partie qui doit recevoir les frictions. Le soir, un gros de pommade sur la partie interne de la cuisse droite, depuis le genou jusqu'auprès des parties. Le sixième jour, bains ou lotions, une friction sur la partie interne de l'avant-bras gauche; le huitième jour, bain ou lotion, friction sur la partie interne du bras droit; le dixième jour, bain ou lotion, friction sur la partie interne de la jambe droite, depuis la cheville jusqu'au genou, puis à la partie interne de la cuisse gauche, ensuite sur l'avant-bras droit et sur la partie interne du bras gauche; puis

l'on recommencera sur la jambe gauche, etc.

Nous observerons que selon la force,
le tempérament et l'âge du malade,
on pourra porter la dose de la
pommade de deux à trois gros, en
commençant depuis la huitième friction jusqu'à la fin. Il faudra aussi avoir
soin de couvrir les parties frictionnées
avec des bas de fil ou étoffe de toile
la nuit comme le jour.

Les frictions se feront en prome-
nant doucement la main sur la partie
désignée pendant un quart-d'heure au
moins, ou jusqu'à ce que la pommade
soit en partie absorbée. Il est urgent
de raser les parties où elles devront
se faire, afin d'éviter une irritation in-
supportable au malade.

Nous observerons encore que la
constitution, la grossesse, et souvent

la faiblesse , obligent d'avoir recours à un aide dont la main devra être couverte d'un gant ou d'une vessie , afin d'éviter la déperdition de la pommade.

Le malade pourra vaquer à ses affaires, avec la précaution de se bien couvrir et garantir de l'humidité, et des vicissitudes de l'atmosphère. Avec ces soins, il évitera que le mercure ne se porte à la bouche, cas assez grave pour exiger la suspension de toute préparation mercurielle. *Voyez* Ptialisme, page 140.

Les frictions sont rarement moins de dix, mais elles devront être continuées jusqu'à vingt, et même trente, dans les affections anciennes ; ensuite on évacuera le malade aussitôt la dernière friction avec un des purgatifs (n° 16 ou 17).

Telle est la méthode la plus favorable pour obtenir un succès assuré de ce traitement. Nous croyons devoir prévenir les malades : 1° qu'il est impossible d'estimer, même approximativement, la quantité de mercure qui pénètre dans l'économie, ce qui cause toujours de l'incertitude; 2° que la malpropreté, qui en est la suite inévitable, est plus que suffisante pour décéler une maladie qu'on a tant d'intérêt à cacher; 3° qu'une constitution faible et languissante pendant et après le traitement, annonce assez que le malade reste sous l'influence du mercure, comme le prouve les salivations survenues plusieurs mois après la cessation totale des remèdes.

Toutes ces considérations bien senties, nous n'avons point conseillé le traitement par frictions dans le cours de cet ouvrage, nous l'avons seulement décrit pour les personnes qui préfèrent ce mode de guérison.

Toutes les fois que les malades suivront exactement nos conseils, ils recouvreront leur première santé ; mais s'ils s'écartent des voies que nous leur avons tracées, s'ils s'exposent impunément au froid et à l'humidité, s'ils ne suivent point le régime que nous leur avons prescrit, le mercure pourra leur porter à la bouche, et déterminer la salivation, maladie qui porte le nom de ptialisme.

DU PTIALISME.

En général, les frictions par la pommade mercurielle, le mercure doux, le mercure d'Hahnemann, les loochs gommeux mercuriels, et toutes les préparations où le mercure entre en grande quantité, ont la propriété de porter leur action sur les organes salivaires beaucoup plus souvent que la liqueur de Van-Swieten (n° 11) et les pilules anti-syphilitiques (n° 13) ; aussi nous engagerons toujours nos malades à préférer ces dernières préparations pour cette seule cause.

Le ptialisme commence par faire éprouver au malade un léger gonflement aux gencives, avec accompagnement de chaleur et de douleur; elles se décolorent, en conservant près de la dent une teinte rougeâtre; la langue se salit, l'haleine devient fétide, et bientôt il se manifeste une abondante excrétion de salive claire, d'une odeur infecte, qu'il est important de toujours cracher. Il convient de cèsser les préparations mer-curielles le plutôt possible , et de prendre tous les jours six doses de poudre rafraîchissante (n° 19), fondue dans l'eau chaude, ou bien les tisanes (nᵒˢ 23, 24 et 25). On aidera l'action de ces médicamens par l'usage du gargarisme adoucissant (n° 8), que l'on gardera le plus long-temps possible dans la bouche, pour le rendre ensuite. Le surlendemain, on se purgera avec une des médecines (n° 16 ou 17), ou l'eau fondante purgative (n° 18), qui sera renouvelée tous les quatre jours. Enfin, si la salivation persiste, l'on prendra toutes les heures une pastille de soufre, on emploiera le gargarisme astringent (n° 9), les bains chauds tous les deux jours, et les vésicatoires. Nous devons prévenir le malade que, malgré les médicamens, il est des individus chez lesquels la guérison ne s'opère qu'au bout d'un mois, quoique bien souvent elle se termine dans le cours de la première quinzaine.

⌇⌇⌇⌇⌇⌇

OBSERVATIONS

CONCERNANT LA SYPHILIS

Chez les femmes enceintes.

Une femme infectée de la syphilis peut concevoir, et déjà enceinte n'est point à l'abri de cette maladie, quelle que soit l'époque de la gestation. Il importe donc de prévenir l'infection du nouveau né par un traitement qui peut avoir lieu pendant la grossesse, excepté dans le premier mois de la conception et la fin du dernier mois.

Dans le premier cas, la crainte d'occasionner une fausse couche demande ce retard, à moins que les progrès de la maladie ne réclament promptement le secours des anti-syphilitiques; dans le second cas, l'accouchement devant mettre une suspension dans le traitement, il est plus sage d'attendre le rétablissement de la malade.

TRAITEMENT DE LA SYPHILIS

Chez les femmes enceintes.

Si la femme est jeune, forte, d'un tempérament sanguin, elle se disposera par une saignée, et quelques bains d'une demi-heure; le sixième jour elle prendra un léger purgatif, tel que le (n° 16 ou 18).

Si, au contraire, elle est d'un tempérament lymphatique, délicate, et même nerveuse, elle se préparera par les toniques, tels que des infusions de camomille, de feuilles d'oranger avec du sucre pendant cinq à six jours ; elle ne prendra point de bains, mais à la place elle se frottera soir et matin avec de la flanelle sèche ; ensuite elle se purgera avec le purgatif (n° 16). Le traitement N° I est celui que nous conseillons, seulement on commencera l'usage des pilules anti-syphilitiques (n° 15), par une matin et soir. Après quatre jours on portera la dose à deux, aussi matin et soir, pendant tout le traitement.

S'il existe des signes extérieurs d'infection aux parties génitales, tels que les chancres, pustules, chou-fleurs (*voyez* ces mots page 56 et suivantes), on en tentera la guérison avant l'accouchement, soit par les frictions d'onguent

mercuriel double, soit par les compresses d'eau phagédénique, par les fumigations mercurielles (n° 7), ou par
l'application de la pierre infernale.

Voici les causes qui nécessitent sé-
rieusement la guérison de ces symptômes. La première est le danger
auxquels sont exposés le chirurgien
et la sage-femme d'être infecté par
l'action même de l'accouchement; la
seconde, de faire contracter à l'enfant, lors du passage, des symptômes
de vérole dont le plus fâcheux est
l'ophtalmie syphilitique.

Nous voyons donc que le traitement
anti-syphilitique, administré pendant
la grossesse, a le premier avantage de
guérir la mère et son enfant; on épar-
gne à l'un des dangers inévitables s'il
fût né infecté, et l'on arrête chez
l'autre les progrès d'une maladie

d'autant plus rebelle qu'elle est plus ancienne.

***

DE LA SYPHILIS.

Chez les enfans.

Les enfans peuvent contracter la syphilis soit dans le sein de leur mère infectée, soit lors de leur passage avec lenteur sur les ulcères, pustules humides et écoulemens qui affectent les organes génitaux; mais une autre cause fréquente de contagion pour les enfans nés de parens sains, à laquelle il importe de prêter une grande attention, c'est l'allaitement et les baisers par une personne infectée.

Cette maladie se manifeste chez les enfans : 1° par des écoulemens blancs, opaques, puriformes aux yeux, au vagin , à l'urèthre et à l'anus , du quatrième au sixième jour après la naissance ; les lotions avec la décoction tiède de racine de guimauve répétées le plus souvent possible , et les bains sont recommandés ;

2° Par des chancres qui se placent à l'anus , aux parties génitales externes, à la bouche, aux lèvres, à l'ombilic , aux talons, dans les intervalles des doigts des pieds et aux orteils, paraissant du huitième au vingtième jour de leur naissance ;

3° Par des bubons qui s'observent plus souvent autour du cou, sous les aisselles , qu'aux régions inguinales, le virus étant absorbé plus ordinairement par les yeux , la bouche, le nez et les oreilles que par les parties génitales. Pour le traitement externe, *Voy*. les articles bubons, chancres, etc.

TRAITEMENT.

Il est urgent, si l'enfant naît infecté, que la mère nourrisse; deux
puissans motifs l'y engagent : le premier, c'est qu'en suivant son traitement elle contribue, par son lait, à
la guérison de son enfant; le second,
c'est qu'elle ne doit pas, par son si-
lence, exposer une nourrice saine aux
dangers de l'infection.

La mère se conformera donc au
traitement N° I, seulement elle prendra, les premiers jours, une seule pilule anti-syphilitique (n° 13) le matin,
ensuite une autre le soir, qui sera
continuée jusqu'à la guérison. La tisane sera l'eau d'orge ou de gruau,
le sirop de gomme dans de l'eau. La
malade s'en tiendra à cette dose de
pilules à cause de son enfant, sur le-

quel le mercure agit quelquefois assez vivement pour lui donner des tranchées et un dévoiement qui l'épuiserait.

Il ne serait point prudent de s'en tenir au lait de la mère pour s'assurer le la guérison de l'enfant, il faudra lui faire prendre tous les matins quinze gouttes de liqueur de Van-Swieten (n° 11) dans une cuillerée de lait chaud, et administrée dans une cuillère de bois. Si la saison est chaude, on pourra lui donner de temps en temps des petits bains. *Voyez* liqueur Van-Swieten du formulaire.

On peut aussi traiter les enfans par les frictions ; dans ce cas, la dose serait de quatre grains pour les nouveaux nés, six grains pour les enfans de deux mois, et quinze grains pour ceux d'un an.

FORMULAIRE

DES

MÉDICAMENS

Pour guérir la Maladie Véné-
rienne.

Mon intention n'étant point de faire
un secret des médicamens que j'ai
prescrit dans les divers traitemens de
la maladie vénérienne , et voulant
en même temps éviter l'embarras
d'une complication inutile , je me suis
appliqué à rendre ce formulaire le
plus simple qu'il m'a été possible.
Pour y parvenir, il a fallu me taire

sur les préparations qui se trouvent dans les pharmacies, et me rattacher uniquement aux médicamens, qui en assurant le succès que l'on doit attendre de cet ouvrage, demandent de la part du pharmacien chargé de les confectionner une grande attention et une scrupuleuse exactitude.

Désirant aussi éviter aux malades les retards, les courses et les inquiétudes que nécessitent l'emploi de ces remèdes, j'ai engagé M. Moucelot, établi quai de la Mégisserie, n° 50, à les préparer d'avance, ce qui lui permet d'y fixer un prix que toutes les classes de la société pourront atteindre. Ce pharmacien, pour seconder mes vues, vient de réunir à sa pharmacie les sondes, bougies, suspensoirs, seringues à injections, charpie, etc. ; et généralement, tous les accessoires qui

forment le complément des médicamens administrés contre la syphilis.

(n° 1).   DES BAINS.

Toutes les fois que l'on prescrit un
bain sans autre désignation, l'eau
doit être relative à la chaleur du corps,
cependant plus chaude que froide, à
la température de 28 à 32 degrés. Ces
bains conviennent dans tous les cas
de la syphilis; ils durent une heure,
à moins que le malade ne puisse y
rester; les bains chauds ne sont recommandés qu'aux personnes sujètes
au ptialisme; ils se prolongent rarement au-delà de vingt minutes, ils
doivent être de 32 à 40 degrés. Les
bains de siége sont recommandés dans
les affections locales, lorsque le ma-

lade n'a pas la facilité de prendre des bains entiers, ou que son état morbide s'y oppose.

(n° 2).   DES BOUGIES.

Usage. On commencera par oindre légèrement d'huile d'olive une des plus fines bougies ou sondes que l'on introduit dans le canal de l'urèthre, sans rien forcer, jusqu'à ce que l'on éprouve de la résistance ; ensuite, on l'attache avec un fil double en coton autour du gland, de manière qu'elle ne puisse avancer ni reculer ; on fait en sorte de l'y maintenir quatre à cinq heures, s'il est possible ; on en met une le matin et une le soir en se couchant. Si le malade a besoin d'uriner, il faut qu'il tâche de ne pas la retirer, souvent le malade pisse mieux avec la bougie, et il est urgent de porter un suspensoir qui soutienne les bourses.

Les bougies sont employées pour guérir les maladies de l'urèthre, telles que difficulté d'uriner, obstacle dans le canal, anciennes gonorrhées, incontinence d'urine causée par le relâchement du col de la vessie.

Nous observerons aussi que l'usage oblige de prendre progressivement des bougies plus grosses.

(n° 3).   DES CAUSTIQUES.

Les caustiques sont des médicamens violens, qui désorganisent et détruisent la texture des organes avec lesquels on les met en contact, et les privent de la vie. Ceux que nous avons prescrit sont la potasse caustique pour ouvrir les bubons, le beurre d'antimoine sur les choux-fleurs ou végétations qui résistent au traitement anti-syphilitique, la pierre infernale, le sulfate de cuivre sur les chancres indolens et végétations peu volumineuses. Il faut les mouiller légèrement avant de les appliquer. En général, la prudence sur l'emploi de ces remèdes est recommandée.

(n° 4).   EAU ASTRINGENTE.

Sulfate d'alumine pur..... 5 gros.
Eau distillée de rose ...... 1 livre.

Usage. Pour résoudre le phymosis et le paraphymosis indolent. *Voyez* ces mots.

(n° 5).   EAU ou SOLUTION

MERCURIELLE OPIACÉE.

Dento-chlorure de mercure. 5 grains.
Eau distillée.............. 8 onces.
Laudanum de Sydenham.... 2 gros.

Usage. Cette préparation, adoptée

(157)

dans les hôpitaux, s'emploie avec succès sur les chancres indolens qui persistent après le traitement général; on imbibe un petit tampon de charpie, que l'on renouvelle matin et soir.

(n° 6)   EAU STIPTIQUE.

Sulfate de cuivre pur ...... 1 gros.
Eau distillée de rose........ 8 onces.

Usage. On en imbibe un petit tampon de charpie, que l'on applique soir et matin sur les chancres indolens, les pustules humides sans inflammation.

(n° 7).   FUMIGATIONS.

Les fumigations, sous le rapport du traitement général, ont été totalement abandonnées, mais on en retire un grand avantage dans les cas d'ulcères rongeans de la gorge, de la bouche et du nez, etc. Voici la manière de les faire : On a un brasier ardent,

14

on y répand lentement, et d'une manière uniforme, afin que l'inflammation ait lieu en même temps, dix-huit grains de cinabre ou de mercure doux; on recouvre aussitôt le brasier d'une espèce de cornet ou entonnoir, soit en carton, en ferblanc ou en verre, lequel sert à diriger les vapeurs mercurielles sur l'ulcère. On observera de porter graduellement la dose jusqu'à demi-gros, qui sera répétée matin et soir, selon l'exigence des cas.

(n° 8). GARGARISME ADOUCISSANT.

Racine sèche de guimauve .. 2 gros.

Eau, suffisante quantité pour une chopine de décoction. Ajoutez :

Miel blanc................. 2 onces.

Faites écumer et passer à travers un linge. Étant refroidi, ajoutez :

Laudanum de Sydenham. 20 à 30 goutt.

(159)

Usage. Contre les chancres inflammatoires de la bouche et le commencement du ptialisme.

(n° 9). GARGARISME ASTRINGENT.

    Infusion de feuilles de ronce   1 chopine.
    Miel rosat . . . .   3 onces.
    Acide sulfurique . . . .   24 gouttes.

Usage. Employé avec succès depuis six jusqu'à huit fois par jour
dans les derniers temps de la salivation, il faut le garder le plus long-
temps possible et le rendre.

(n° 10). LIQUEUR POUR INJECTIONS.

    Sulfate de zinc . . . .   1 gros.
    Eau de rose . . . .   6 onces.
    Eau de plantain . . . .   10 onces.
    Laudanum liquide . . . .   2 gros.

Usage. Les premières injections
seront faites avec cette liqueur, mêlée à égale quantité d'eau pure, en-

suite, petit à petit, on diminuera l'eau jusqu'à employer cette liqueur telle qu'elle est prescrite.

Observation. L'injection est un médicament liquide que l'on introduit dans le canal de l'urèthre par le moyen d'une seringue d'étain ou d'ivoire, à canule courte et arrondie ; il faut aussi avoir soin que le piston joue avec une certaine facilité. Voici comme l'on opère : On commence par lâcher ses urines, puis l'on s'assied sur le bord d'une chaise, de manière qu'un des pieds se trouve directement sous le périnée. L'on pose un petit tampon de linge, et l'on se place dessus. Cette précaution est utile pour empêcher l'injection d'aller trop avant, ce qui pourrait occasionner des accidens graves, ensuite on prend la seringue remplie de la liqueur (n° 10) par le milieu, avec le pouce et le doigt médius de la main droite, tandis que l'on place le doigt indicateur sur le piston; tout étant ainsi disposé, on maintient la verge avec le doigt auriculaire et le médius de la main gauche, et l'on presse le gland sur la canule avec le pouce et l'index de la même main. Alors, on fait agir l'instrument avec lenteur jusqu'à ce que la liqueur refuse d'entrer; on la garde une demi-minute, puis on la rejette. On recommence ainsi tant qu'il en reste dans la seringue. Cette opération pourra se répéter jusqu'à six fois dans les vingt-quatre heures; l'écoulement arrêté, on continuera en diminuant graduellement la dose. Telle est la méthode adoptée pour obtenir quelques succès des injections; mais, trop souvent l'écoulement reparaît aussitôt que l'on a cessé le médicament, ce qui oblige de recommencer. Pour éviter ce désagrément, nous engageons à faire usage en même temps des pilules américaines.

Les femmes emploieront aussi la même liqueur trois fois dans le cours de la journée, mais elles auront soin de se laver auparavant avec de l'eau ordinaire, et de suspendre à l'époque de leurs règles.

Elles continueront par faire des lotions avec un petit linge fin, pendant cinq minutes chaque fois. Si au bout de huit jours l'écoulement ne tarissait pas, elles se serviraient d'une seringue à matrice, dont l'extrémité de la canule est garnie d'une olive percée de petits trous; on introduira deux pouces de la canule seulement dans le vagin, et l'on poussera très-douce-

ment le piston. Quatre onces de liqueur devront suffire pour chacune
de ces injections.

Les pilules américaines seconderont
très-bien l'effet des lotions et injections.

(n° 11). LIQUEUR DE VAN-SWIETEN.

Sublimé corrosif........... 16 grains.
Eau distillée.............. 2 livres.

Usage. Les doses sont de quinze
gouttes par jour pour un nouveau
né, vingt gouttes pour un enfant de
deux mois, trente gouttes pour six
mois, et quarante gouttes pour un an,
administrées le matin seulement, puis
d'une cuillerée à café pour l'âge de
huit à douze ans, et d'une cuillerée à
bouche ordinaire pour les grandes
personnes, également le matin et le
soir, toujours mêlée à une tasse de lait

ou à un verre d'eau sucrée, avec le sirop de gomme fidèlement préparé.

La dose que nous prescrivons étant celle qui doit être continuée pour le traitement, il est nécessaire de commencer par une dose beaucoup plus petite, afin d'y habituer insensiblement le malade.

Pour doser la liqueur de Van-Swieten, on doit éviter de se servir de cuillère de métal, qui décomposerait le médicament; il faut mesurer une cuillerée d'eau dans un petit verre à liqueur, et sa hauteur sera marquée avec une bande de papier que l'on collera.

La quantité de liqueur pour le traitement d'un adulte est de deux livres pour une syphilis récente, tandis que pour une maladie vénérienne ancienne, il est nécessaire de la porter quelquefois jusqu'à six livres.

Toutes les fois que le malade pourra prendre des pilules anti-syphilitiques, nous les lui recommandons de préférence à la liqueur de Van-Swieten : 1° parce que l'impression sur l'estomac est nulle ; 2° parce que la dose étant toujours la même, l'on apprécie beaucoup mieux la totalité du mercure qui doit faire le traitement.

(n° 12).   PILULES AMÉRICAINES.

Baume du Canada préparé.. 5 gros.
Extrait alkoolique de Kraméria-Ixina, pulv. .... 1 gros.
Racine de Jean Lopès. pulv. 2 gros.
Mêlez, pour 144 pilules.

Usage. Les pilules américaines sont uniquement employées pour guérir de la blennorrhée ; la dose est de deux, matin et soir, laquelle sera portée graduellement à douze par jour, et con-

tinuée quelque temps après 'la guérison parfaite. Il faudra boire chaque
fois un verre de solution de poudre
rafraîchissante ou de tisane.

(n° 13). PILULES ANTI-SYPHILITIQUES.

Dento-chlorure de mercure. 16 grains.
Alkool absolu............. 1 gros.

Faites dissoudre à l'aide de la chaleur, ver-
sez aussitôt sur

Poudre de racine d'Althea.. 3 gros.

Mêlez et étendez sur une feuille de papier,
pour faire évaporer tout l'alkool, ensuite
triturez et tamisez la poudre.

Miel de Narbonne......... Q. S.

pour faire une masse qui sera divisée en 128
pilules.

Ces pilules ainsi préparées n'éprouvent
point de décomposition par le temps, elles
remplacent avec avantage la liqueur de Van-
Swieten, dont l'estomac ne peut pas toujours
supporter l'action.

Usage. L'on commencera par enprendre une matin et soir; au bout de quelques jours on portera la dose à deux le matin et autant le soir, laquelle sera continuée pendant tout le traitement.

Il faudra boire chaque fois un verre de solution de poudre rafraîchissante, ou de tisane appropriée à l'ancienneté de la maladie.

Observation. Nous recommandons une boîte de pilules anti-syphilitiques pour les symptômes primitifs, mais les affections anciennes en demandent quelquefois jusqu'à trois.

(n° 14). PILULES DÉPURATIVES.

Mercure distillé très-pur ...	2 gros.
Miel de Narbonne.........	1 gros.

Triturez pendant deux heures sans discontinuer, ajoutez :

Racine d'althea, pulv......   1 gros.
Savon médicinal pulv...... 1/2 once.

Faites, selon l'art, une masse qui sera divisée en 1 1/4 pilules.

Usage. Le premier et le second jour on en prendra une le matin et une le soir, le troisième et le quatrième jour deux, le cinquième et le sixième trois ; les jours suivans quatre aussi matin et soir, boire chaque fois un verre de solution de poudre rafraîchissante ou de tisane.

Elles sont couronnées du plus grand succès dans le traitement de la blennorragie.

(n° 15). POTION BALSAMIQUE

POUR TERMINER LA GONORRHÉE.

Baume de Copahu........   2 onces
Alkool nitrique........... 1/2 once.

(169)

Agitez bien dans la bouteille pendant quelques minutes, ajoutez :

Sirop de gomme........... 2 onces.
Eau de canelle orgée...... 1 once.

Agitez de nouveau, puis ajoutez :

Eau de Menthe poivrée.... 6 onces.

Mêlez.

Usage. A prendre une cuillerée le
matin, et autant le soir, ne pas sou-
per.

Cette potion est destinée à ceux
qui ne peuvent prendre les pilules
américaines.

(n° 1C). POTION PURGATIVE DOUCE.

Séné palthe mondé........ 2 gros.
Phosphate de soude....... 5 gros.
Sirop de rose pâle........, 1 once.

Faites selon l'art.

Usage. A prendre le matin à jeun,
en une seule fois ; on fera tiédir en

15

hiver. Chaque fois que le malade aura une selle, il prendra une tasse de bouillon aux herbes tiède, ou de bouillon gras mêlé avec deux fois autant d'eau.

(n° 17). POTION PURGATIVE FORTE.

Séné mondé .... 1/2 once.
Racine du Mexique conc... 1 gros.
Manne en sorte........... 2 onces.
Faites selon l'art.

Usage. A prendre le matin à jeun, en une seule fois, comme la précédente.

(n° 18). EAU PURGATIVE FONDANTE.

Sulfate de soude.......... 1 once.
Tartrite antimonié de po-
tasse..................... 1 grain.
Eau distillée............. 1 pinte.
Faites selon l'art.

Usage. Il faut en prendre un verre tous les quarts-d'heure , et toutes les demi-heures si la personne est facile à purger. Cette eau est destinée à remplacer les potions purgatives (n^{os}16 et 17), si ces dernières répugnent.

(n° 19) POUDRE RAFRAICHISSANTE.

Sucre de lait pulv......	6 gros.
Gomme arabique pulv...	3 gros.
Nitre de potasse fondu et pulv................	1 gros 1/2.
Sucre en poudre.......	1 once 1/2.
Extrait de capsules non mûres de pavots indigènes pulv. (1).........	12 grains.

Mêlez et divisez en trente-six doses.

Usage. On prendra tous les jours, et à différens intervalles , six paquets

---

(1) Je dois observer que l'extrait de capsules de pavots indigènes n'étant point usité

de poudre fondus chacun dans un
verre d'eau; ils constituent ainsi une
boisson adoucissante et rafraîchissante, qui pousse aux urines, calme l'inflammation, et dissipe promptement
les douleurs. La facilité avec laquelle
on peut suivre son traitement, soit
en course ou en voyage, lui méritera
la préférence sur les tisanes, qui ne
possèdent d'ailleurs les mêmes propriétés qu'à un degré bien inférieur.

Nous la conseillons aussi dans tous
les cas de syphilis récente et de syphilis ancienne, lorsqu'il y a déclaration de symptômes inflammatoires.

---

en pharmacie, il est à craindre que l'on se
permette de le remplacer par l'opium, dont
les propriétés sthéniques et échauffantes s'op-
posent à cette substitution.

(n° 20). **POUDRE SUDORIFIQUE.**

Extrait d'écorce de gayac (1)
pulv.................... 1 gros.
Sucre en poudre.......... 3 onces.

Mêlez exactement et divisez en seize doses égales.

Usage. Cette poudre est destinée pour les personnes qui voyagent ou qui s'embarquent; elle se conserve très-bien, et remplace la tisane sudorifique dans le traitement des symptômes consécutifs; on en prend quatre par jour, à différens intervalles, fon-

(1) L'extrait soluble d'écorce de gayac ne se trouve point non plus dans les pharmacies; il demande beaucoup de temps pour sa préparation, ce qui engagera peut-être à le remplacer par la résine de gayac, qui ne fond point dans l'eau, et qui est loin de posséder les mêmes propriétés.

15.

dus chacun dans un verre d'eau la moins froide possible.

(n° 21). ROB SUDORIFIQUE.

Gayac concassé............	4 livres.
Salsepareille de Portugal...	2 livres.
Racine d'astragalus exscapus.	1 livre.
Eau.....................	10 livres.
Suc de roses pâles.........	8 onces.
Rob de sureau............	3 onces.
Sucre...................	4 livres.

Faites votre sirop à l'autoclave (1), se-lon l'art.

Usage. Le rob convient dans les affections anciennes, les douleurs gé-

---

(1) L'autoclave est un ustensile précieux pour cette préparation; la quantité des principes médicamenteux qu'on obtient par son moyen est d'un tiers en sus des autres procédés, ce qui nous engage à le recommander pour la confection du rob.

nérales et ostéocopes, et la syphilis stationnaire ; la dose est de deux cuillerées à bouche matin et soir. Une demi-cuillerée dans un verre d'eau remplace avec avantage les tisanes sudorifiques ; il possède des propriétés supérieures au sirop de Cuisinier, dont nous n'avons point parlé. *Voyez* traitement par le rob, page 151.

N^a. Ce rob ne pouvant être préparé qu'à l'époque des roses, on le trouvera toujours dans la pharmacie de M. Moucelot.

(n° 22).   DES SUSPENSOIRS.

On nomme suspensoir un bandage en toile destiné à soutenir les testicules pendant le cours des périodes de la blennorrhagie, afin de prévenir le transport de l'écoulement sur ces parties. Pour remplir ce but, il faut l'appliquer de manière à ce qu'il ne gêne point, et qu'étant debout, il soutienne les testicules assez haut pour empêcher que par leur poids elles ne tiraillent les cordons, et par la suite, ne cause une irritation de tout le système spermatique, d'où il s'ensuivrait une maladie grave, connue sous le nom de *testicule vénérien*. *Voyez* ce mot, page 44.

Nous engageons aussi les malades à le quitter en se mettant au lit, comme inutile et même nuisible.

(n° 23). **TISANE DE CHIENDENT.**

Chiendent............. 1/2 once.

Coupez-le et faites bouillir deux minutes dans de l'eau que vous jetterez, comme contenant un principe âcre ; ensuite vous le soumettrez à l'ébullition dans suffisante quantité d'eau pendant un quart-d'heure, pour une pinte de tisane, à laquelle vous ajouterez, en retirant du feu,

Réglisse ratissée et effilée.. 1/2 once,
qu'on laissera infuser jusqu'à ce que la tisane
soit froide.

(n° 24). TISANE DE GRAINE DE LIN.

Graine de lin enfermée
    dans un linge .... 1/2 cuillerée.
Faites bouillir pendant cinq minutes dans
une pinte d'eau, retirez du feu et ajoutez :

Réglisse ratissée et effilée... 2 gros.
Laissez refroidir.

(n° 25). TISANE D'ORGE.

Orge perlé .... 1 cuillerée.
Faites bouillir dans une suffisante quantité
d'eau pour une pinte, ajoutez :

Réglisse ratissée et effilée... 2 gros.
Laissez infuser.

Il faudra ajouter dix-huit grains de sel de
nitre à ces tisanes, quand elles seront administrées contre la gonorrhée.

(n° 26).

TISANE DE RACINE DE FRAISIER.

Racine de fraisier........ 1 once.

Faites bouillir pendant un quart-d'heure dans une pinte d'eau, ajoutez :

Réglisse ratissée et effilée.... 2 gros.

Retirez du feu et passez.

Cette tisane ne doit être employée que dans le traitement de la blennorrhée.

(n° 27). TISANE SUDORIFIQUE.

Gayac rapé .... 2 onces.
Racine de Salseparcille..... 1 once.

Faites bouillir dans deux pintes d'eau à vase clos pendant une heure, retirez du feu et ajoutez :

Sassafras................... 2 gros.
Réglisse ratissée et effilée.... 1/2 once.

Usage. A boire dans la journée pendant le traitement de la syphilis ancienne.

On peut remplacer la salsepareille par la racine de saponaire , et mieux encore par la racine d'astragalus ex-scapus.

FIN.

AVIS.

Les personnes de Paris ou de la province qui suivront les conseils de l'auteur, afin d'éluder tout soupçon sur leur maladie, pourront m'adresser leurs demandes, je m'empresserai d'y satisfaire avec une exactitude qui répondra toujours à la confiance dont elles auront bien voulu m'honorer.

J. Moucelot, éditeur.

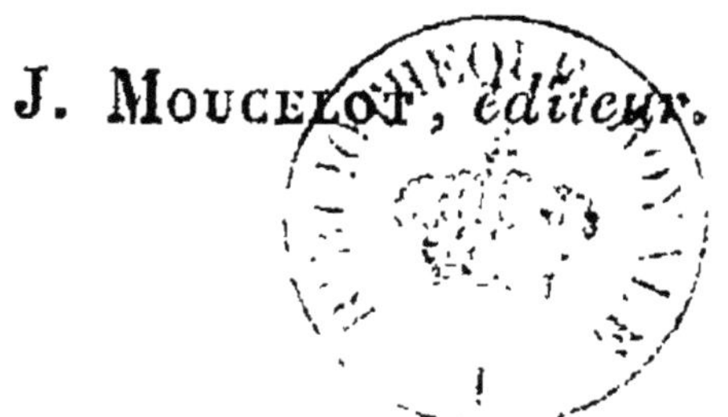

Nota. Les lettres et l'argent devront être affranchis.